肥胖症及相关疾病自我防治

主　编　王启民　陈　锋

编　者　陈　媚　林　娟　林　玲

　　　　王启国　洪兰金　王　菲

　　　　杨朝茜　王子树

金盾出版社

内容提要

本书以问答形式详细介绍了肥胖症的基础知识、肥胖的原因与危害、肥胖的诊断及减肥的误区、肥胖的综合防治措施，并简要介绍了与肥胖相关疾病的防治知识等。内容深入浅出、通俗易懂，适合肥胖者和家人阅读。

图书在版编目(CIP)数据

肥胖症及相关疾病自我防治/王启民，陈锋主编. —北京：金盾出版社，2013.10
ISBN 978-7-5082-8539-9

Ⅰ. ①肥… Ⅱ. ①王…②陈… Ⅲ. ①肥胖病—防治—问题解答 Ⅳ. ①R589.2-44

中国版本图书馆 CIP 数据核字(2013)第 149698 号

金盾出版社出版、总发行
北京太平路 5 号（地铁万寿路站往南）
邮政编码：100036　　电话：68214039 83219215
传真：68276683　　网址：www.jdcbs.cn
封面印刷：北京凌奇印刷有限责任公司
正文印刷：北京军迪印刷有限责任公司
装订：兴浩装订厂
各地新华书店经销
开本：705×1000 1/16　印张：11.125　字数：190 千字
2013 年 10 月第 1 版第 1 次印刷
印数：1～7 000 册　　定价：29.00 元
（凡购买金盾出版社的图书，如有缺页、
倒页、脱页者，本社发行部负责调换）

前　言

当今一些与饮食和不良生活习惯相关的慢性疾病，如肥胖、高血压、冠心病、脑卒中、糖尿病、高脂血症、痛风等发病率明显增加。以上疾病的组合，称为"代谢综合征"，其根源是肥胖（树根）、胰岛素抵抗（树干），树根和树干会生长出一系列的树枝（上述多种疾病）。代谢综合征中的各种疾病均会加重心脑血管疾病的危险性，若多种疾病集于一身，它们之间相互重叠、互为因果，产生恶性循环，其协同作用远远大于多种疾病危害之和。有资料表明，代谢综合征患者中，心血管事件及脑卒中的发生率和死亡率是非代谢综合征人群的 2～3 倍，而心脑血管疾病已成为人们健康和生命的第一号"杀手"。

代谢综合征的高发病率、致残率和致死率已令世人瞩目。而人们对其知晓率、治疗率和控制率仍然较低，因此我们有必要对代谢综合征及相关疾病加强宣传和防治，否则心脑血管疾病的发病率将急剧上升，严重威胁人们的健康和生命。肥胖，作为代谢综合征的相关疾病之一，是可防可治的，只要我们改变不良的生活和饮食习惯，适当或合理地用药，就能较好地预防和阻断代谢综合征的恶性循环链，大大地提高人们的健康水平，有效地减少医疗费用的开支，减轻个人、家庭和社会的经济负担。为此我们编写了《肥胖症及相关疾病自我防治》一书。本书以问答的形式详细地介绍了肥胖症的基础知识、肥胖的原因与危害、肥胖的诊断、综合防治措施及减肥的误区，并简要介绍了与肥胖相关疾病的防治知识等。其内容深入浅出，通俗易懂，适合肥胖者及家人阅读参考。书中除介绍了传统的中西医疗法（中医药部分引自国内名医、名著的验方）以及上述疾病诊治的新进展外，还有简便易行的日常养护技能、家庭正确用药的途径和方法等，全方位介绍了自我防控要点，以期对读者有所帮助。

书中错漏之处，望同道和读者予以指正。

王启民

目录

一、肥胖症的基础知识

二、肥胖的原因

三、肥胖的危害

四、肥胖的诊断

五、肥胖的综合治疗

六、减肥的误区

七、特殊肥胖人群防治措施

八、肥胖治疗新进展及肥胖的预防

一、肥胖症的基础知识

1. 什么是肥胖

肥胖指人体摄入热量多于机体消耗的热量并以脂肪形式储存于体内使体重超标 20% 以上，或腹部脂肪堆积过多。国际上普遍认为，若体重指数（BMI）在 18.50～24.99 即为正常。但对于亚洲人来说，BMI 的上限为 23 就已经达到了临界线。BMI 越大，得癌症的风险就越大。我国成年人的标准体重指数为 18.5～23.9，若体重指数 ≥ 24 就意味着超重，体重指数 ≥ 28 便属于肥胖了。

2. 肥胖是祸还是福

世界卫生组织（WHO）已确认肥胖是一种疾病，并指出肥胖将成为全球首要的健康问题。据有关资料统计显示，目前我国肥胖者已超过 9 000 万，体重超标者高达 2 亿，现在全球近 1/5 的体重超标者或肥胖者是中国人，专家预测未来 10 年，中国肥胖人群将会超过 2 亿。目前我国肥胖者占总人口 8%，城市人口中已占 17%，有近 15% 的人口体重超标，儿童肥胖在 15 年内增加了 28 倍。我国成人超重与肥胖之比为 8：1，儿童超重与肥胖之比为 2：1。《英国医学杂志》的一篇评论说，中国的肥胖正以令人担忧的速度增加。亚洲的肥胖形式与欧美国家不同，以腹部肥胖居多，称为"中心性"或"向心性肥胖"或"内脏型肥胖"。它影响代谢的多个环节，是多种慢性病最重要的危险因素。因此，肥胖绝对不是有福、有财的象征，而是许多疾病的祸根。

3. 人体内脂肪是如何分布的

人体内的脂肪，可以被分为皮下脂肪和内脏脂肪。皮下脂肪是皮肤和肌肉之间的一层脂肪，占人体脂肪总量的80%，包括颈部、背部、腰部、腹股沟、乳房等部位的脂肪；内脏脂肪是内脏表面的脂肪，占人体脂肪总量的20%，包括胸内、腹腔内（大网膜内、肠系膜内等）、腹膜外、盆腔内等部位的脂肪。每个人体内脂肪含量不同，正常男性体内脂肪占体重的10%～20%；正常女性体内脂肪的比例比男性高一些，占体重的20%～30%。而在优秀的运动员中，脂肪含量更少，而病态肥胖的患者脂肪可以占体重的50%以上。孕妇会额外增加体脂，不仅为了保护胎儿的正常发育，也是为产后哺乳做准备。

在人类中，不同部位的脂肪沉积与人群、性别、年龄和种族的不同有关。正常情况下，皮下、网膜系膜、肾脏周围及骨骼等处有大量的脂肪沉积。新生儿及幼儿脂肪组织均匀分布于皮肤下层。随着年龄增长，脂肪在体内分布也会改变。

4. 脂肪有哪些生理作用

（1）人体产生热量有很大一部分是体内脂质所提供，1克脂肪能产生9千卡热量，同样重量的蛋白质或碳水化合物所产生的热量不及脂肪的一半。

（2）细胞膜组成成分含有磷脂、糖脂、胆固醇，脑和神经组织也需要这些物质，卵磷脂内含有合成神经活动的传递物质的原料，对维持记忆力、思维和分析能力有重要作用。

（3）高密度脂蛋白胆固醇能将外周组织如血管壁内胆固醇转运至肝脏进行分解代谢，有抗动脉粥样硬化的作用。

（4）胆固醇能转化为肾上腺皮质激素，起着调节物质代谢的作用，转化为性激素（雄激素，雌激素）维持性特征和生育功能。

（5）脂肪是人体吸收脂溶性维生素A、维生素E、维生素D和维生素K不可缺少的物质。

（6）保护皮肤上皮细胞，促进皮肤损伤的愈合。

（7）皮下脂肪有维持正常体温的作用。

（8）胆固醇有提高免疫功能和抗病力的作用。如果总胆固醇明显下降，可使死亡年龄提前。

5. 什么是白色脂肪组织和棕色脂肪组织

脂肪组织分为两类：白色脂肪组织和棕色脂肪组织。成年人几乎所有的脂肪组织都是白色脂肪组织，是人体主要能量储存的"仓库"。

（1）白色脂肪组织是一种特殊的疏松结缔组织，组织中有成簇的脂肪细胞。在一个白色脂肪细胞内，90%的细胞体积被脂滴占据。把细胞质挤到细胞的边缘，形成一个"圆环"样细胞质，细胞核也被挤扁、挤平，形成一个"半月"形的细胞核，只占细胞体积的2%～3%。一层薄薄的膜把脂滴和细胞质分开来。细胞质内的细胞器比较少。脂肪细胞中心的脂滴95%的成分都是三酰甘油（甘油三酯），也包含一些游离脂肪酸、磷脂和胆固醇。

（2）棕色脂肪组织的外观呈棕色，且其细胞比白色脂肪细胞小一些。棕色脂肪组织存在于婴儿的纵隔内、大血管旁、肾脏周围等部位。婴儿出生时，棕色脂肪为150～250克（占体重的2%～5%）。棕色脂肪组织会于出生后的几个月内逐渐消失。在成年人中，棕色脂肪细胞零星地散布在白色脂肪组织中，但机体在特殊条件下可以产生棕色脂肪组织。女性、居住于寒冷地区的人群，以及运动较多的人群含有较多的棕色脂肪，冬泳可诱导出一定的棕色脂肪，这可能是因为人体在寒冷的水中需要保存体温。

棕色脂肪组织的作用是产生热量。其代谢率比白色脂肪组织要高得多。棕色脂肪组织不仅在寒冷的环境中用来维持体温稳定，当进食过多时，棕色脂肪组织也可以将进食过多而多摄入体内的这部分能量，直接转化为热量，从皮肤表面散发。也许我们今后可以通过棕色脂肪组织，将多摄入体内的能量转变为热量消耗掉，而不是转化为脂肪储存在体内，从而控制体内脂肪的含量。

6. 人体内有体重的调控点吗

大脑的下丘脑有两个中枢是人体体重的调控点，一个叫饥饿中枢；另一个叫饱食中枢。饥饿中枢兴奋时，人就食欲旺盛；而饱食中枢兴奋时，人就没有胃口。这种调节过程，是通过人体内的许多调节物质来完成的。如瘦素，就是在体内脂肪存贮过多的情况下传达给下丘脑，从而抑制食欲。其他存在于大脑中能影响食欲的物质还有促进食欲的神经肽 γ，以及抑制食欲的五羟色胺和促肾上腺皮质激素释放激素等。这些物质相互影响和制约，构成了一个相当复杂的平衡，从而把体重调节在一个相对稳定的范围之内。而肥胖的发生，可能是这些物质的作用在某些环节上出了问题，导致调定点升高，从而把体重维持在一个更高的水平。比如说，当人体出现了对瘦素的抵抗时，下丘脑的调定点就无法感觉到体内存贮的脂肪已经过量，仍然继续保持旺盛的食欲，从而无法把体重调低，结果就是对脂肪组织的过度成长听之任之。如果能找到一些办法，把体重调定点降低，那么将是治疗肥胖的一条新途径。

7. 什么是瘦素

瘦素是肥胖基因的编码产物，是一种人体内调节多种内分泌的重要的生理调节因子。瘦素是由白色脂肪组织分泌的蛋白质，皮下脂肪是瘦素产生的主要部位。瘦素分泌后通过血液循环，进入中枢神经系统，调节机体能量代谢。

下丘脑－垂体－肾上腺轴在调节机体内分泌时有着非常重要的作用。瘦素是一种饱食因子，参与能量平衡的调节。通过影响下丘脑－垂体－肾上腺轴，调节许多激素的形成，其对胰岛素、类固醇激素的分泌也同样有调节作用。它还能够激活交感神经系统，参与血压调节及机体内环境稳定，影响血管、大脑及骨的形成。瘦素能降低人的进食量，减低体重。瘦素也有防止三酰甘油沉积在脂肪组织、骨骼肌、肝脏中的作用，并且能导致胰岛素敏感性增强，降低糖尿病的发生率。

如果给予肥胖患者瘦素治疗，可以减低食欲，清除肝脏和骨骼肌中沉积的三酰甘油。瘦素、脂联素都有增加胰岛素敏感的作用，降低"脂毒性"对机体的危害。

当人体不能利用瘦素时，会导致食欲增强，引起早发性肥胖和 2 型糖尿病及其并发的胰岛素抵抗。在先天性瘦素缺乏的患者中可以出现严重肥胖，这证明了瘦素在人体内是能量平衡的一种重要调节剂。此外，用外源性瘦素治疗这些患者，可以治疗肥胖，治疗与肥胖相关的糖尿病和性功能降低。但是，在很多肥胖患者的体内瘦素水平有相对的升高，也就是出现瘦素抵抗，这些患者对外源性瘦素替代治疗不敏感。

8. 什么是抵抗素

抵抗素由白色脂肪组织分泌，是影响糖代谢，对抗胰岛素的激素。所以，抵抗素被认为是联系肥胖与糖尿病的一种激素。

抵抗素可作用于脂肪、骨骼肌和肝细胞，减弱这些细胞对胰岛素的敏感性。许多研究证明，不同人群中抵抗素的浓度存在显著的差别，糖尿病患者人群中抵抗素水平最高。抵抗素对动脉粥样硬化斑块形成起重要的作用。

抵抗素在腹部脂肪的表达增高。抵抗素的形成和分泌可以被抗糖尿病药物噻唑烷二酮类显著抑制，解释了此类药物治疗糖尿病的原理。肥胖个体中脂肪组织分泌抵抗素增高也是肥胖导致胰岛素抵抗和 2 型糖尿病的发病机制之一。

9. 为什么亚洲人爱长"将军肚"

基因和饮食习惯使亚洲人容易长"将军肚"。我们的祖先和欧美人的祖先是不相同的。欧美人的祖先是猎人出身，他们主要的饮食是以肉类为主，即蛋白和脂肪含量高，因此他们天生的消化功能和代谢功能比亚洲人要强。而亚洲人主要以农牧为主，农民出身较多，我们的饮食以碳水化合物居多，所以易于吸收并很容易转化为脂肪加以储存。另一个特点是，欧美人比较注意热量的摄入量，而中国人更注重食物的色香味，这使我们经常会在美味佳肴之间禁不住食物的诱惑而不经意间摄入过多的热量。此外，欧美人倾向于通过运动来燃烧多余的脂肪。对比纽约和北京，在室内室外锻炼的纽约人，在人数和比例上都要比北京人多。中国人对锻炼身体依然重视不够，不仅成年人长"将军肚"，如今，在青少年中也越来越多地看到这种体型。

10. 为什么"过劳肥"是亚健康

饮食无规律、工作压力大、经常熬夜加班，这已经成为很多都市人群的生活常态。但他们往往发现，自己并没有越忙碌越瘦，体重反而飙升。有人把这种现象称为"过劳肥"。为什么这些看似"忙碌"的行为会引起肥胖呢？

饮食没有规律，经常饥一餐饱一餐极易导致脂肪的储备能力上升，因为经常挨饿，身体不知道什么时候才有能量供应，便会进入一种"节能"状态。长此以往，机体脂肪分解能力就会下降，并容易把吃进的东西变成脂肪储存起来。

压力是引起肥胖的另外一个因素。因为压力过大时，肾上腺会分泌一种皮质醇激素，保证人们有足够的精力。如果没有皮质醇的帮忙，我们很难在巨大压力下保持紧张的工作状态。然而皮质醇又会刺激食欲，摄入过多的食物导致肥胖。

经常熬夜，一方面会造成血液饥饿激素增多，不得不过量进食来缓解；另一方面，缺少睡眠会分泌更多的肾上腺皮质激素改变人体的新陈代谢过程，造成身体摄入增加、水钠潴留、消耗能量减少而发胖。

当然，"过劳肥"并不是疾病状态，属于亚健康，但长期不重视，则会加速血管老化，可能不到中年就会出现心血管疾病，有些中年精英不注意改变不良的生活习惯，身体过度透支不堪重负，突然引发疾病导致英年早逝就属于"过劳"死，因此应及时改变生活方式，以改善体质，恢复健康。

11. 饭后 3 小时就会发胖

"一时贪嘴，一生肥臀"。这句谚语是有一定道理的。研究表明，吃完饭后，脂肪会在几小时内存储到腰部，速度之快远远超出人们的意料。

喜欢放开肚子吃晚餐的人应当格外注意，因为一天中，晚些时候进餐所摄入的脂肪，存储在腰部的可能性比较大。人很可能在饭后 3 小时内"发胖"，这与人们普遍的认识，即长肉是一个渐进的过程相矛盾的。

在实验中，志愿者摄入脂肪（这些脂肪在体内的转移是可以被跟踪的）结果发现，这些脂肪在肠道内用了约 1 小时分解，然后以微滴的形式进入血管。这些微滴随后在体内急速移动，但没过多久就被"捕捉"存储起来。研究新陈代谢的有关专家说："这个过程非常快，腰部脂肪组织细胞会把随着血液流动的脂肪微滴捕捉吸收存储起来。"

早餐中只有少量脂肪经历这一过程，但到晚上的正餐时，约有一半的脂肪会经历这一过程。这是因为到晚上人体内的激素会发生变化，令腰部的脂肪组织更容易捕捉到经过的脂肪微滴。但这一存储系统是临时的，存储的脂肪很快会被动用或者说是调动，用来满足肌肉的需要。如果吃得太多，就无法进入开始调动的阶段，而是会不断堆积，于是体重开始增加。

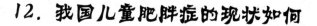

12. 我国儿童肥胖症的现状如何

2006 年，中国儿童期单纯肥胖症协作组对 0～7 岁儿童的第三次全国流行病学调查发现，肥胖症和超重的发生率分别为 7.2%、19.8%，年增长率为 156%、52%，较 1996 年分别升高 3.6 倍和 4.7 倍；肥胖症和超重的发生率在男孩中为 8.9%、22.2%，在女孩中为 5.3%、17%；近 30 年我国儿童肥胖症患病率不断增加，年增长率男孩为 10%，女孩为 17.5%，平均年增长率在南部地区最高，为 17.5%，中部为 12.2%，北部为 1.4%。

日前，由中国疾病预防控制中心举办的第一届我国健康生活方式大会上，中国疾病预防中心副主任梁晓峰表示，我国 18 岁以下的肥胖人群已经达到 1.2 亿，我国儿童肥胖率上升较快。其中，5 岁以下城市儿童超重肥胖率从 2005 年的 5.3% 上升到 2010 年的 8.5%。

二、肥胖的原因

1. 导致肥胖的原因有哪些

（1）单纯性肥胖的原因

①遗传因素。肥胖有一定的家族倾向。双亲均肥胖者，子女约 2/3 为肥胖，双亲中尤其是母亲肥胖者，子女中约近一半超重或肥胖。因瘦素缺乏食欲未能有效控制，导致进食过多，易引发肥胖。此外，家庭环境也起了一定作用，家庭中长辈饮食习惯不良，如喜多食、零食、甜点、喜欢吃肥肉、不喜欢活动等也会影响下一代。

②胰岛素分泌异常。肥胖患者往往有高胰岛素血症，而有易饥饿感，因而摄食热量过多。

③性别。女性较男性肥胖者多见，因雌激素有促进脂肪沉积作用。正常女性脂肪含量占体重的 20%～25%，而男性脂肪仅占体重的 15%～18%。

④年龄。发胖多见于 3 个年龄段，即婴幼儿期、青春发育期、40 岁以后。中年以后开始发胖的年龄越早，发生高血压、糖尿病、血脂异常、痛风等的危险性越大。

⑤进食过多。喜食高脂及高蛋白、甜类食品。而富含纤维素的蔬菜、水果摄入偏少，暴饮、暴食、晚餐进食过多、过晚、经常酒宴等造成摄食能量过多，多余的能量以脂肪形式储存起来导致肥胖。

⑥能量消耗少。由于工业化、电气化、现代化水平的提高，使生活起居方便，家庭劳作和体力活大大减轻，以洗衣机代替人工洗衣服，以煤气、电代替煤、柴省了不少劳作，以车代步、上下楼乘电梯，经常食快餐等均节省不少能量消耗，也是导致肥胖的因素。

（2）病理性肥胖的原因

①皮质醇增多性肥胖。又称库欣综合征，见于肾上腺皮质增生、腺瘤或腺癌，导致肾上腺皮质功能亢进，皮质醇分泌过多，或某些慢性病，如哮喘、慢性肾炎、红斑狼疮，长期服用肾上腺皮质激素。这种肥胖表现为脸圆、肩背胖、腰围大、四肢纤细。

②垂体性肥胖。垂体嗜碱性细胞瘤所致，引起皮质醇分泌过多。

③下丘脑病变。大脑的下丘脑内侧核受损，饮食失去控制。

④性腺性肥胖。女性青春期切除卵巢。男性睾丸切除或无睾症或先天发育不良，导致性功能低下所致。

⑤多囊卵巢性肥胖。表现双卵巢巨大，月经稀少或闭经、不育、肥胖、多毛。

⑥胰岛素瘤。胰岛素瘤分泌过多的胰岛素，常引起低血糖发作，促使病人多食而发胖。

（3）肥胖常见的原因

①饮食。饮食因素是肥胖的关键因素。其根本原因是摄入的热量超过自身消耗的热量，符合"病从口入"的道理。但为什么有的人吃得并不多也同样发胖呢？这时需要考虑饮食中不同的成分所占的比例，食用过多的油脂成分可以促进脂肪组织的增长，特别是饱和脂肪。总之，生活水平的提高，饮食的改善是肥胖的重要原因。

②环境。环境因素与肥胖密切相关。例如，欧洲人过多食肉及奶油；游牧民族大量食肉；南非人食过多的糖类食品等，都易使人发胖。而美国式的生活方式更会使人发胖，"可口可乐"或"麦当劳式"的饮食和生活习惯决定了美国近30%的肥胖发病率。生活观察也发现，同一集体和同一家族的人由于所处的环境基本相同，生活习惯和饮食习惯也较为相似，所以这些人在肥胖原因方面，往往有共同的特征。

③遗传。父母有一方为肥胖者，其子女有41%～50%的肥胖发生率；若父母皆为肥胖，子女肥胖的几率提高至66%～80%。天生容易肥胖者，其脂肪合成酵素的功能比一般人活跃，使脂肪容易堆积储存，导致肥胖。大约有1/3的人与父母肥胖有关。所以说遗传是肥胖的祸首之一。

④职业。体能消耗少、工作规律化的人容易肥胖，例如，办公室工作人员多有肥胖倾向，教师、炊事员、行政工作人员和一些特殊职业的人易发胖。据

调查发现，许多整天坐着工作的人，大多数腹部肥胖。炊事员肥胖的发生率多达 60.4%，食品厂和啤酒厂的工人中，肥胖者多达 44.8%，而其他职业的人肥胖发生率仅为 15.9%。长期坐办公室的人中，约有 80% 的人有轻、中度肥胖。脑力劳动者的肥胖发生率高于体力劳动者。

⑤年龄。年龄与肥胖紧密相关，15 岁以前开始发胖的占 11.5%；15 ～ 19 岁开始发胖的占 14%；20 ～ 29 岁开始发胖的占 18%；30 ～ 39 岁开始发胖的占 28.1%；50 ～ 59 岁开始发胖的占 5.6%；60 岁以上开始发胖的占 0.1%。由此可见，30 ～ 39 岁开始发胖的最多，其次是 40 ～ 49 岁及 20 ～ 29 岁，这可能与 30 岁以上的人活动减少、生活趋于安定有一定关系。

⑥性别。性别也是影响人肥胖的因素之一。随着年龄的增长，男女的肥胖人数都在增加，但是女性的增加速度高于男性，到 50 岁以后，就超过男性了。而从整体上看，成人中肥胖人数，男女差别不大，在我国的一些统计数据中也同样反映着这样一个规律。但是在 40 岁以后，女性的肥胖就已超过男性。

⑦基础代谢率。所谓"基础代谢"，是指当我们不吃不喝，躺着不动时，体内的各种器官仍需活动，以维持基本的生理功能，保持生命体征的正常，这些活动所需要的热量，称为"基础代谢率"。基础代谢率高的人，因所需热量较高，所以较不容易胖，而基础代谢率低的人容易发胖。

⑧内分泌。内分泌因素往往是引起肥胖的因素之一，因为肥胖的物质代谢异常，主要是碳水化合物、脂肪代谢的异常。内分泌功能的改变主要是胰岛素、肾上腺皮质激素、生长激素、甲状腺素等物质代谢的异常。

⑨心理。肥胖与心理因素密切相关，肥胖的人在生活中往往表现为对某种食物的强烈食欲，以及有通过视觉、嗅觉和人为地吞食比赛而摄食的习惯，这种人往往食量倍增，引起肥胖。心理因素对肥胖的影响现在已越来越引起人们的注意，而心理因素引起的摄食习惯也成为人们减肥的一个主要研究内容。

⑩饮酒。酒的主要成分是酒精（乙醇），啤酒的酒精含量较低，仅为 1.5% ～ 4.5%，对身体危害较小，但能获得较高的营养价值，如维生素、酵母、矿物质、各种氨基酸和糖类。啤酒中含啤酒花、鲜酵母、二氧化碳，甘甜爽口，能刺激消化液的分泌，促进食欲，帮助消化。每瓶啤酒中大约能产生 2.092 千焦的热量，故人们把啤酒称为"液体面包"。白酒能刺激酶类的活性，降低脂肪酸加入到磷脂和胆固醇酯中去的途径，间接引起三酰甘油增多，脂肪转化增

加，使大量皮下脂肪堆积引起肥胖。而饮酒时的美味佳肴，使人进食过高的热量，导致热量过剩，作为脂肪蓄积于皮下引起肥胖。

⑪其他。如药物因素，外伤影响等。药物因素如避孕药、感冒药、激素等药物。外伤影响引起肥胖主要是由于下视丘的饱食中枢受伤、脑部受伤等因素都可能引起肥胖。由此可见，减肥医学专家强调在临床治疗时，大多宜采取综合性治疗方案，效果更佳，也就是说靠一种治疗方法和治疗药物，其减肥的有效率都不太高。

2. 心情不好人易发胖吗

俗话说"心宽体胖"。但国外一项研究显示，心情不好也可能会使人发胖。

许多肥胖者或许会有这样的感觉：吃东西时，脸部肌肉会得到放松，情绪也很快趋于平和。这是因为，人的情绪中枢紧挨着丘脑的食欲中枢，当情绪中枢受到抑制时，有可能使食欲中枢出现诱导性的兴奋状态，从而出现贪食现象，如借酒浇愁、生闷气时嗑瓜子等。其实，这是一种代偿现象。尤其是女性在情绪低落时，会不断地吃东西，或者暴饮暴食，使其受损的感情需求得到补偿。久而久之，便容易患肥胖症。

所以，对于身体发胖的人，应自查一下有无通过贪吃来解决心理欲求不满。若存在这样的心理问题，就应学会用正常无害的方式来宣泄自己的不良情绪。

3. 肥胖与遗传有关吗

人们都有这方面的经验，即同样的生活环境和饮食习惯，有的人会瘦，有的人会胖，这就是遗传因素在起作用，即基因的不同和改变。因此，如果要想从根本上杜绝肥胖，就要从遗传入手，这也是肥胖工作者的努力方向和研究重心。作为一种多基因的遗传形式，肥胖表现出十分复杂的遗传现象。体重指数（BMI）、皮褶厚度、局部脂肪分布、热量摄入代谢率和热量消耗、休息时的代谢率、体力劳动等均受遗传因素的影响。有人根据基因的不同影响把肥胖分成4种不同的类型。Ⅰ型：全身脂肪均匀性增加；Ⅱ型：四肢及腹部脂肪的过多堆积；Ⅲ型：腹腔内脂肪过多；Ⅳ型：臀部及大腿处脂肪堆积。这些遗传因素的影响来自多基因作用的结果，但也与主基因的作用有关。近年来已发现了10多个与肥胖症相关的基因，如瘦素基因、瘦素受体基因、神经肽 γ 基因，肾上腺素能受体基因、解偶联蛋白基因、抵抗素基因和促食欲素基因等。目前正在对这些基因的功能及其致病机制进行深入研究，以便早日寻找到根治肥胖症的有效方法。

即使与基因有关，生活方式的改变也可以在很大程度上预防肥胖的发生，美国学者曾经在糖尿病预防的临床研究时发现，肥胖人群中改变生活方式比药物预防的效果要好，而且越有肥胖遗传基因的人群，预防效果越好。

4. 久坐可"放大"肥胖基因的影响吗

不同生活习惯可以放大或减弱基因对人体健康的影响。研究人员发现，长时间看电视等久坐生活习惯可以使有肥胖遗传因素的人更加肥胖，放大遗传基因对体型的作用；如果坚持每天步行一个小时，则可以降低遗传基因对体型的影响。

身体体重指数是用体重（千克）数除以身高米数的平方，指数大于 30 通常被认为是肥胖。齐宾琦的研究团队推算，如果每星期累计看电视时间超过 40 小时，身体体重指数平均上升 0.34；如果坚持每天步行 1 小时，身体体重指数至少下降 0.08。

5. 久坐不动易长出危险脂肪吗

如果你在日常生活和工作中是长时间坐着的，那么就得注意身体中是否有内脏脂肪的大量堆积。美国杜克大学医学中心的最新研究表明，身体锻炼可以显著减少内脏脂肪的总量。

什么是内脏脂肪呢？我们通常所说的脂肪是存在于皮肤下面的，叫做"皮下脂肪"，它让人的外形显得肥胖，同时也影响健康。而内脏脂肪位于身体内部，它围绕着人的脏器，主要存在于腹腔内（如胃的周围）。研究表明，体内存在过多的内脏脂肪，就会增加患糖尿病、心脏病和其他各种代谢性疾病的机会，所以它被称为"危险脂肪"。

这项研究的负责人克里思·伦茨博士说："我们在对照组（不锻炼组）看到的结果是在短短 6 个月内，他们的内脏脂肪增加了 8.6%；一般锻炼组（相当于每周 6 次的 30 分钟快走）的人，能够预防内脏脂肪的增加；而进一步加大运动量（如延长运动的时间或增加强度）可以消除已有的内脏脂肪。据观察，在 6 个月内他们的内脏脂肪水平下降了 6.9%，皮下脂肪水平下降了 7%。"

克里思·伦茨博士最终得出结论：大量的运动可以将已经存在的内脏脂肪消除掉，运动越多，内脏脂肪的减少量就越多；而一般的运动则可以使内脏脂肪停止堆积。反之，如果你长期不运动，那就很可能以每年增加 2 千克体重的速度堆积这种危险的脂肪。

6．紧张也能致肥胖吗

不少人会问："为什么我吃那么少，却总也瘦不下去呢？"美国一项最新研究或许能告诉你答案：这是体内的压力激素——皮质醇作怪。

研究人员发现，每天计算着卡路里过日子的人往往精神紧张，因此身体会释放更多的压力激素皮质醇，这种激素会令体重难以减轻。

营养学家赫勒研究表明：严格的热量限制、减肥药、排毒等手段会导致减肥失败。

7．为什么上夜班的人容易发胖

上夜班的人是否会发胖因人而异。理论上说，上夜班的人容易发胖有 3 个原因：①生物钟紊乱，容易引起内分泌失调，使分泌的激素发生变化，日夜颠倒使夜班族晚上的胰岛素分泌多，合成的脂肪也就多了。②上夜班的人经常在下班后吃夜宵，夜宵热量过高，也会因为能量摄入过多而发胖。③许多夜班族工作的时候几乎都坐着，没有什么运动，而一下班就回到家里睡觉，白天、晚上消耗能量都比较少，这也是夜班族发胖的原因之一。

8．中年女性发胖的原因是什么

肥胖是困扰绝经后妇女的问题之一。据统计，约有 60% 的绝经期妇女处于肥胖状态。

一项调查结果提示，在更年期过程中，女性体内的脂肪分布会悄然发生改变，由女性型向男性型分布发展。这是绝经后妇女心血管疾病发病率增高的原因之一。此外，一些妇女，本是苗条体形，在更年期的几年中，变得肥胖起来。

妇女更年期体重发生变化，遗传因素、神经系统和激素的变化是其主要原因。更年期时，神经和内分泌系统发生变化。一些直接决定情绪和食欲的神经肽类物质，较年轻时增加或减少，使更年期妇女不愿活动，食欲大增；卵巢功能衰竭导致雌激素水平低下，还会让脂肪分解减少，进一步加重了肥胖。

9. 产后发胖与睡眠不足有关吗

美国科学家近日完成的一项研究表明，妇女产后半年每天睡眠时间 ≤ 5 小时，在产后 1 年其体重增加的危险是每天睡足 7 小时妇女的 3 倍。持续睡眠不足可以造成激素改变，从而刺激食欲。

该纵向研究共随访观察了 940 名妇女。研究者询问了她们在产后半年和 1 年时的睡眠习惯和体重，并评估产后半年睡眠情况与体重增加之间的关系。产后体重增加定义为产后 1 年体重较妊娠前增加 ≥ 5 千克。

结果显示，共有 124 名（13%）妇女出现产后体重增加。其睡眠模式如下：第一组，114 名（12%）妇女日睡眠时间 ≤ 5 小时。第二组，280 名（30%）妇女日睡眠时间为 6 小时。第三组，321 名（34%）妇女日睡眠时间 7 小时。第四组，225 名（24%）妇女日睡眠时间 ≥ 8 小时。第一组的比值为 3.13，第二组的为 0.99，第四组相对于第三组的为 0.94。产后半年睡眠时间 ≤ 5 小时与产后 1 年体重增加 ≥ 5 千克相关。

这项研究提示，产后的充足睡眠（即便是只多 2 小时）与健康的饮食和适当的锻炼，对产妇恢复到妊娠前的体重同样重要。

10. 剖宫产出生的孩子肥胖风险更高吗

通过剖宫产出生的孩子出现肥胖症症状的风险更高，这应该成为准父母们需要考虑的一个问题。

研究人员说，这个现象背后可能有两方面原因。一是那些本身偏胖的妈妈选择剖宫产的可能性更高，而母亲的肥胖程度是导致孩子肥胖的因素之一。另一个可能的原因与生产方式有关，以自然方式生产的孩子在经过产道时会携带上母亲体内的一些细菌，而通过剖宫产出生的孩子则缺少这些细菌。这可能会造成新生儿肠道内菌群的差异，使他们的身体在吸收食物营养时存在某些差别，最终导致肥胖风险的不同。

11. 胖妈妈生的婴儿也容易肥胖吗

英国一项最新研究表明，女性肥胖程度与下一代肥胖程度之间存在关联，那些体重指数（BMI）较高的母亲产下的婴儿体内脂肪含量也较高。

研究人员测量了 105 对母亲和婴儿的肥胖程度。结果显示，母亲的体重指数与婴儿肥胖程度之间有明显相关。如果母亲体重指数较高，婴儿体内的脂肪含量，尤其是腹部和肝脏内的脂肪含量也较高。

研究者说，肥胖是许多疾病的诱因，从婴儿期开始就有较高的脂肪含量可能会带来长期的健康风险。

肥胖的女性如果想要孩子，最好在怀孕前就注意减肥，以从胎儿期就开始帮助孩子防止肥胖。

12. 孩子 5～10 岁最易长胖吗

小儿有两个时期容易发生肥胖：一是婴儿期，另一个是 5～10 岁。婴儿期以脂肪细胞数量增加为主，儿童期以脂肪细胞体积增大为主。脂肪细胞在这两个时期所增加的数量，以后在人的一生中都不会减少。因此要及时控制饮食、增加运动。另外，当小儿体重超过标准体重的 10% 时，应立即取消餐间点心，少吃零食，少吃油炸及淀粉类食物，多吃蔬菜、水果。

13. 常外出就餐的孩子为何更易肥胖

亚洲食品信息中心近日指出，外出就餐已经成为少年儿童肥胖的重要因素。每周平均外出就餐 7 次以上的儿童肥胖率超过 10%，而平均外出就餐 4 次以下肥胖率只有3%左右。

研究人员认为,外出就餐时,虽然口味上有很大的诱惑,但是烹饪过程和菜品选料未必都健康,比如厨师为了让菜肴美味可口,会添加更多的油脂等。而在选料上也以口味为先,营养为后。孩子在外就餐时,多数会按口味去选择食品。这样就会摄入更多的美味佳肴,脂肪和热量当然经常严重超标,如此不胖才怪呢,同时对健康食物失去兴趣。

当然,最健康营养的方式就是家庭烹饪,可以让家长有针对性且合理地给孩子补充营养,有利于孩子健康地成长。

14. 饮食不规律为何易致内脏肥胖

好零食、吃夜宵,这些不规律的饮食习惯容易导致内脏肥胖,进而引发代谢综合征等生活习惯病。日本科学家通过动物实验发现,饮食不规律使胰岛素分泌节奏被打乱,进而使肝脏生物钟基因节律紊乱,从而导致上述现象。

名古屋大学研究人员发表论文,他们推测肝脏内的生物钟可能由饮食后胰腺分泌的胰岛素调节,于是利用大鼠进行了实验。结果发现,如果在活动期注射胰岛素,大鼠肝细胞内的生物钟基因能正常发挥作用,但如果在休息期注射胰岛素,生物钟基因则出现异常,肝细胞进入如同"熬夜"的状态,这显示生物钟节律出现紊乱,代谢功能恶化,使原本应该作为能量被消耗的物质转变为脂肪堆积到脏器周围,造成内脏肥胖。

15. 常吃类似食物易肥胖吗

食物种类吃得越多越好,常吃类似食物反而易胖。变换食物能使体内消化酶素多元化,刺激细胞代谢,每周吃一两次不经常吃的食物,可以避免营养素垄断,食物消化吸收更容易,能量就更容易超标。因此,早餐应至少有3套替换,中午、晚上选不同的肉类、蔬菜尽量吃到5种颜色。

16. 为何油炸食品加糖肥上加肥

首先,油炸主食本身的营养非常差。主要问题是油炸之后,不但维生素等被高温破坏，而且脂肪含量大幅度增加。 如果再把油炸主食，如油条、炸糕、麻花、江米条等蘸上白糖食用，就无疑是"肥上加肥"。因为白糖也是能量的主要来源，同时还不含任何的营养素。而吃糖多的危害，一点也不亚于吃盐多的危害，除了引发肥胖、高血压、心血管疾病外，还会带来骨质疏松、胆结石、视神经炎、阴道炎等。油炸食品加糖，无疑是把两种不健康食物的害处叠加到了一起。

17. 二氧化碳是致肥胖的元凶吗

丹麦研究人员日前提出了一个大胆的假设，即二氧化碳会带来肥胖。该研究的负责人是丹麦格罗斯特鲁普大学医院疾病预防和保健中心的博士后赫尔松。在一项监测心血管疾病的趋势和决定因素的研究中发现，不管胖瘦，所有参加此项研究的志愿者在过去的 22 年中，体重均以相同的比例上升。

科学家认为，调节睡眠和身体能量消耗的大脑食欲激素可能会受到二氧化碳的影响，这就会推迟睡眠时间，影响新陈代谢，使人们变得更容易发胖。

赫尔松指出，在 1986 年到 2010 年期间，美国东海岸居民体重增加最为迅速，而那里正是二氧化碳浓度最高的地区；而在 2010 年对 2 万只动物进行研究之后发现，所有动物的体重也有所增加；2007 年的一项研究表明，血液中的酸碱度会对大脑中的神经细胞食欲激素产生影响。他认为，这三项研究都足以支撑他的假设，即人们吸入更多的二氧化碳，导致血液酸性增加，继而影响大脑中的食欲素，增进人们的食欲。

三、肥胖的危害

1. 肥胖有哪些危害

肥胖为代谢综合征的核心因素，反映了脂肪代谢异常在代谢综合征中的地位所受到的重视程度超过了胰岛素抵抗 / 糖代谢。胰岛素抵抗的原因就是脂肪代谢异常，同时脂肪激素分泌失调、血脂紊乱、脂肪酸等物质促进亚临床炎性反应状态发生，并对血管有不良影响，均提示脂肪代谢在心血管疾病中的关键作用。因而，肥胖往往同时合并或极易诱发高血压、高脂血症、冠心病、脑卒中、糖尿病。此外，还有限制性通气功能障碍、睡眠呼吸暂停综合征、胆囊炎、胆石症、脂肪肝、肾功能异常、男子性功能障碍、妇科疾病及骨质疏松、骨性关节炎及骨营养障碍、卵巢癌、宫颈癌、前列腺癌、结（直）肠癌、胆囊癌、肝癌的发病率与超重和肥胖呈正相关。肥胖者英年早逝发生率较高。美国统计资料表明，美国每年因肥胖所致的死亡人数达 30 万人，超过了吸烟致死的人数。体重超过 40% 的男性和女性死亡率的危险性较正常人高 1.9 倍。国内有关专家提示，年龄在 40 ～ 50 岁的人，体重每增加 0.5 千克，死亡率均增加 1%，超过体重 25% 时，死亡率则增加 74%。

2. 中年超重将增加老年痴呆风险吗

瑞典一项最新研究显示，如果中年时超重，老年时患痴呆症的风险要明显高于体重正常者。研究人员近期选择 4 250 对 65 岁以上双胞胎，详细调查他们近 30 年来的身体状况。结果发现，中年时超重或肥胖者，老年时患痴呆症的风险比体重正常者高出 80% 以上，并且超重越多，风险越大。研究人员解释说，超重或肥胖的人易患高血压和动脉硬化等心血管疾病，这是他们老年时易患痴呆症的主要原因。

3. 老年女性腹部过胖易发生动脉栓塞吗

研究人员指出，女性的肥胖与男性不同，随年龄增长其脂肪易于积聚在腹部。腹部过胖者发生心脏病、脑卒中和 2 型糖尿病的危险性增加。

丹麦临床与基础研究中心的研究人员对 1 365 名 60～85 岁的女性进行身体脂肪测量，结果显示，腹部肥胖越明显的女性其主动脉钙化程度越重，主动脉钙化较低的女性通常仅是一般性肥胖。腹部过胖的 60 岁以上女性发生动脉栓塞的危险高于全身肥胖或其他部位肥胖者。

4. 腹部皮下脂肪超标死亡率增加 30% 吗

医学研究表明，肥胖者的平均寿命低于正常体重的人，尤其是那些具有"苹果体型"（腹部肥胖）的人，更容易因脂肪过多而缩短寿命。美国圣路易斯华盛顿大学的一项研究发现，如果腹部皮下脂肪超过正常标准的 15%～25%，那么死亡率会增加 30%。

所谓"苹果体型"是指腹部脂肪过多，隆起如苹果形状。苹果体型可用腰臀比例来衡量，即腰臀比例＝腰围÷臀围。一般来说，男士的理想腰臀比例是 1 或以下，女士的理想腰臀比例是 0.85 或以下。男士的比例若超出 1，女士若超过 0.85，就算苹果形身材。

腹部肥胖比全身肥胖或臀、腿部肥胖的人危害更大。苹果体型的人，身体多余脂肪，多积聚在腹部和胸腔附近，围绕体内器官如肝脏和心脏，医学上称为"中央肥胖"。这类人腹部脂肪分子很容易以游离脂肪酸的形式进入血液，并随血流直接进入肝脏。当肝脏游离脂肪酸分子过多时，会转成低密度脂蛋白，并随血液流往心脏、肺和动脉。其中，一部分低密度脂蛋白转化为有害的胆固醇，从而诱发心脑血管疾病。苹果体型的人士患上心脏病、中风、糖尿病、高血压和胆囊疾病的风险都较高。

5. 为何肥胖也会致不孕

某女性身高 156 厘米，体重却近 100 千克，结婚 4 年了都没有怀孕，到医院就诊后医生认为是肥胖引起的内分泌失调、子宫受挤压，导致难以受孕。单纯的调理不一定能帮助她正常怀孕，目前最有效的方法就是配合检查出的各项数据，进行合理的减重，让各项生理指标恢复到正常值。

许多肥胖的育龄女性往往会遇到生育难题，主要是肥胖女性常伴有月经失调，表现为月经量由多逐渐减少直至闭经。一般医生会建议病人减肥，要进行节食和加强运动，这是减肥的两大因素。如果通过不科学、不合理的方法，达到所谓的减肥目标，造成身体某些不可逆的损害就太欠缺理智了。建议通过营养干预，进行体重管理，以安全减重为目的，不使用任何药物和激素，循序渐进达到减肥目标。希望肥胖的女性不要讳疾忌医，肥胖不仅影响美观，对生育、孕产、乳腺、子宫、心脑血管、生活质量均有影响。

6. 孕期肥胖是否增加新生儿自闭症风险

孕期肥胖不但对孕妇自身有害，而且不利于腹中胎儿健康。有研究报告显示，孕期肥胖将增加新生儿患自闭症的风险，还有可能导致新生儿发育迟缓。

研究人员分析这些孩子的母亲孕期医疗记录等数据后发现，与孕期体重正常女性相比，孕期肥胖女性的子女患自闭症的风险比正常水平高 67%，发育迟缓的风险高 1 倍多，而孕期糖尿病患者的子女大脑发育紊乱的风险高出 133%。

7. 孕妇肥胖易致婴儿死亡吗

英国一项最新研究说，如果孕妇在怀孕早期过于肥胖，会增加胎死腹中或新生儿一年内夭折的风险。

医学界常用体重指数衡量人体健康状况，研究结果发现，那些在怀孕早期体重指数超过 30 的孕妇，与体重指数在 18.5 ～ 24.5 的孕妇相比，胎死腹中或新生儿一年内夭折的风险会翻 1 倍。不过孕妇也不是越瘦越好，统计数据显示，怀孕早期体重指数在 23 左右，生育效果最好。研究人员提醒说，这个研究结果绝不是说那些肥胖的孕妇需要在怀孕期间减肥，孕妇在怀孕期间应保持健康平衡的饮食。最好的办法是女性在怀孕前就保持健康体形，这样才会最大可能地确保新生儿的健康。

8. 年轻肥胖女性易患多发性硬化症吗

美国科研人员最近研究发现，如果女性在年轻时肥胖，那么她们今后更容易患多发性硬化症。多发性硬化症是一种中枢神经系统疾病，严重时会导致行动障碍和残疾。美国哈佛公共卫生学校的科研人员对约 23.8 万名女性进行了总共长达 40 年的研究，每两年对被调查者进行一次问卷调查，问题涉及被调查者在不同年龄段的体重等情况。在调查期间，有 593 名女性患上了多发性硬化症。

研究发现，如果被调查者在 18 岁时的体重指数在 30 以上（超过 30 即属于肥胖），随着年龄增长，她们患多发性硬化症的风险要比体重指数在 18.5～20.9 的女性高 2 倍以上。研究还发现，20 岁时"块头"过大的女性今后患多发性硬化症的风险也要比身材苗条的同龄女性高，但女孩在 5～10 岁时身体超重，不会引发成年多发性硬化症。

女性肥胖之所以会增加多发性硬化症的风险，原因可能有两个。一是肥胖者体内的维生素 D 水平往往较低。而维生素 D 水平高，会降低患此病的风险。二是脂肪组织会产生某些物质，它们会对免疫系统及与多发性硬化症有关的细胞活动产生影响。

哈佛公共卫生学校的研究者还指出，由于此项研究的分析对象未包括男性，所以还不清楚上述发现是否适用于男性肥胖者。

9. 肥胖女性易患糖尿病吗

想减少糖尿病风险的女性，应尽量在中年期保持健康的体重。澳大利亚的研究人员通过对 8 000 名女性为期 8 年的观察发现，女性在 45～50 岁之前的体重可以非常有力地预期其日后患糖尿病的几率，肥胖的中年女性 10 年内患上 2 型糖尿病的几率比体重正常的高 12 倍。

10. 绝经后肥胖对乳腺的危害是怎样的

女性在绝经后乳房小叶逐渐萎缩，剩余主要是脂肪组织，如果这时肥胖，乳房的脂肪组织会增加，乳房明显增大。由于生理性的骨质疏松，肥大的乳房组织垂于胸前，易致颈、背部疼痛甚至发生颈部关节炎；过大的乳房下部皮肤与胸腹壁皮肤相贴，夏天易发生汗液浸渍，引发湿疹、糜烂等皮肤病。同时，绝经后妇女肝脏灭活雌激素的功能减弱，可导致乳腺退化不全及各种乳房病变，但由于乳房肥大使乳房深部的肿块难以早期发现，易造成漏诊，给肿块以发展的机会。大量的研究资料显示，肥胖确能增加乳腺癌的发生率。所以，绝经后的肥胖对乳房存在明显的危害性，应予以重视。

11. 肥胖基因可引起大脑衰退吗

遗传学家曾报道：近一半有着欧洲血统的美国人携带一种脂肪量和肥胖相关的变异基因，它不仅能使人增加平均 1.5 ～ 3 千克的体重，更有导致肥胖的危险。而目前加利福尼亚大学洛杉矶分校的研究人员同样也发现了一种能导致有害效应的等位基因，其中几乎 1/4 的拉美裔美国人、15% 的非裔美国人，以及 15% 的亚裔美国人携带此基因。这种脂肪量和肥胖相关的变异基因同样与脑组织减少有关，这预示超过 1/3 美国人有患如阿尔茨海默病等多种疾病的风险。携带此基因的人群与未携带此基因的人群相比，前者脑组织量更少。携带此种不良基因的个体其被称为指挥中心的额叶脑组织量平均少 8%，大脑负责视觉与知觉的枕叶脑组织量平均少 12%。并且，这种大脑差异不能直接归因于其他肥胖相关的因素，如胆固醇水平、糖尿病或高血压。虽然世界一半的人口携带此种危险基因，但是不论是否携带，都可以通过健康的生活方式来对抗脑功能衰退，通过健康锻炼和均衡饮食来促进脑功能健康

12. 肥胖易致老年人听力下降吗

研究发现，肥胖是造成老年人听力急剧退化的危险因素之一。肥胖从壮年时期就开始损害他们的听力了，老年男性听力退化的程度是女性的 3 倍。男性55 岁以前腰围过粗的，比同龄男性的听力要差。

研究强调，身材较高而腰围较粗的人，即使体重指数在正常范围内，也存在较高的听力退化风险。而摆脱风险，男性的腰围要在 90 厘米以内，女性要在 80 厘米以内。

13. 肥胖者为何易患高血压

在高血压病人的治疗中，血压难以控制的一种类型就是肥胖者。所以人们把肥胖型高血压形象地比喻为一棵藤上俩"苦瓜"。

为什么高血压病人血压不容易控制呢？这要从肥胖的肚子说起，人体的腹腔内主要是肠管，肠管上有许多系膜连接在一起，这正是脂肪储存的好地方。一个人的小肠就有 3 米多长，可想而知，肠管上能积蓄多少脂肪。脂肪在腹部沉积后，加重了脏器的负担，同时，腹部的膨大，使腹部的压力也上升，导致腹腔内静脉的血液回流受阻，扩充了血管面积，加大了血液循环量，主要脏器的血液供应却反而减少了。这样的变化可引起内分泌功能紊乱，促使体内缩血管激素的分泌增加，由此一系列的变化，最终导致血压升高。而这些导致血压升高的因素难以消除的话，血压的恢复也就难以实现。控制血压光靠降压药物是远远不够的，健康的生活方式是高血压病人治疗的基本保证。

14. 肥胖可能引起头痛吗

美国一项新的研究成果表明，肥胖可能增加人们患头痛症的几率。通过对约 3.1 万名成年人的访问，研究人员对他们发生头痛的频率和体重进行了比较。结果发现，和正常体重人群相比，肥胖人群患慢性头痛的几率是前者的 2 倍。

这项研究表明，3.8% 的人患有慢性头痛。随着腰围的加大，患病的几率也在上升。其中 5% 的超重人群患有慢性头痛。对于极度肥胖人群，这个数字上升到了 7%。头痛的严重程度也将随着体重的上升而加剧。这是因为头痛是一种血管炎症。无论是头痛还是偏头痛，都与血管收缩有关。

15. 儿童肥胖有哪些危害

（1）影响生长发育：儿童正处在生长发育最旺盛时期，骨骼中含有机物的比例大，受力容易弯曲变形。肥胖儿童体重超标太多就会加重下肢负担，尤其是下肢关节的负担。下肢长期超负荷容易造成弓形腿、扁平足。

（2）影响智力开发：我国医学专家实验证明，脑组织中脂肪量过多容易形成"肥胖脑"。"肥胖脑"的思维迟钝、记忆力差。因而肥胖会严重影响儿童智力的开发。由于儿童身体肥胖，体表面积增大，导致血液带氧不足，脑子经常处于缺氧状态。肥胖儿童易经常犯困，上课注意力不集中，会影响学习成绩。

（3）影响生理功能：肥胖儿童多伴有高脂血症、肺通气不良、心功能减弱、脂肪肝、关节炎等。由于儿童胸部和腹部的脂肪蓄积量较多，影响了心脏的舒张和肺的呼吸，既妨碍心肺功能的改善和提高，又影响其他功能，如肺活量减小等。

（4）影响身心健康：肥胖儿童和肥胖的成年人一样，有怕热、嗜睡、嘴馋、爱吃零食、不好活动等习惯。他们动作笨拙、反应迟钝，因而在集体活动中常是小伙伴们取笑、逗乐甚至是讥讽的对象。例如，有的肥胖儿童由于胖而不能参加正常的校园活动，被认为是"不合群"。有的因为体育不能达标拖了全班的后腿而被责怪。

16. 为何肥胖儿被动吸烟更易患心脏病

一项新的研究显示，如果初学走路的孩子和肥胖儿童被动吸烟，其所遭受的血管损伤及其他危害要比其他孩子大得多，还可能使他们长大后更易患心脏病。

美国俄亥俄州立大学的研究人员对 52 名初学走路的幼儿和 107 名 9～18 岁的孩子进行调查后发现，即使在家面临被动吸烟的情况类似，初学走路的被动吸烟的风险是青少年的 4 倍，其原因可能是与吸烟的家长接触的时间更长，接触更紧密有关。

研究人员指出，烟草和肥胖两个因素可能会相互作用，从而会加重炎症或血管细胞的损害程度。

17. 肥胖有碍国家经济发展

世行资深营养学专家谢卡博士日前指出，目前全球最贫困的国家里，国民营养不良能使国内生产总值下降 2% ～ 3%，国民过度肥胖给国家造成的影响几乎与此相当。

谢卡说："如果你过于肥胖就很容易生病，无法工作。而不工作造成的损失就是肥胖导致的间接后果之一。"此外，肥胖可能缩短平均寿命，也会对国家经济带来不利影响。

1992 年，法国就为国内肥胖症患者付出了 121 亿美元的直接成本；2000 年，美国加利福尼亚州的肥胖症患者消耗的直接和间接费用共计约 220 亿美元。

谢卡指出，肥胖对国家经济带来的消耗越来越大，在发展中国家尤为明显。中东和北非地区国家的肥胖趋势日益显现，而在拉美国家，这已经是一个大问题。

2009 年，我国肥胖人口仅用于减肥的费用达到 110 亿元人民币，全国每年用于减肥的开支增幅达 5%。

18. 营养过剩会影响儿童智力吗

科学研究表明，营养过剩对儿童智力的影响主要是引起"不协调性"，表现为视觉－运动之间协调性差，瞬间记忆与手眼运动配合能力差。这种"不协调性"使得儿童的动作显得笨拙，反应能力不如同龄的正常体重儿童，对儿童日后的学习与生活有一定的不利影响。研究还证实，"不协调性"的程度与营养过剩的程度成正比，因而在重度营养过剩（重度肥胖）儿童身上这种"不协调性"的现象尤为突出，使得这些儿童的总智商低于正常儿童。

因此，父母们要特别关注儿童的营养问题，自幼给予科学喂养，既要防止营养不良又要避免营养过剩。如果儿童呈现营养不良或营养过剩，那么就是家长的责任，家长不仅要加强儿童饮食结构的调整，以改善营养失衡的状况，还要注意观察儿童的智力状况，加大教育力度，以促进孩子正常发育。

19. 中年人啤酒肚与睡眠有关吗

年过四十的中年男子似乎很难避免身材走样，双下巴、啤酒肚几乎已成了中年男子的标记。究竟是什么原因让中年男性身材走样呢，睡眠品质是一大主因。

美国芝加哥大学日前发表于美国医学协会会刊的最新研究报告指出：男性随着年龄的增长，睡眠中的深眠阶段也就越来越少，进而影响成长激素的分泌，使男性身材走样。成长激素的缺乏会使得体内脂肪组织增加并囤积于腹部，还会减少肌肉的质量、力量及运动的负荷量，而且年纪越大影响越大。

约翰·霍普金斯大学科学家，对 77 名体重超标的患者进行了研究。第一组参试者节食减肥，并参加健身训练；另一组只减少食量。研究前后，科学家对参试者分别进行了一次睡眠质量调查，根据睡眠呼吸暂停、失眠、睡眠辗转反侧、睡眠过量、瞌睡及是否服用催眠药等情况为他们的睡眠质量打分。研究结束后，两组参试者的平均体重减轻 6.8 千克，腰围减少 15%，总体睡眠质量提高 20%。不过，那些体重超标或肥胖的人睡眠等问题依然存在。研究负责人表示，即使考虑年龄、性别及减肥方式等因素的影响，减肥越多，特别是腰围缩小的幅度越大，睡眠质量越高。

20. 压力使男性胖人更胖、瘦人更瘦吗

英国最近一项研究显示，工作压力可以使得男性肥胖者变得更胖、瘦者变得更瘦。

这项研究通过对 1 万名自愿者自 1985 年开始跟踪调查后得出结论，发现压力导致一部分人暴饮暴食；另一部分人则厌食。这样就使得肥胖的人会更胖，消瘦的人会更瘦。但是，女性好像并没有受到太大的影响。

世界上有大量的肥胖人士，其中男性就占了很大的比例。随着年龄的增长，男性的体重也不断地"上涨"，尤其是在职业竞争中，他们要承受更大的压力。工作压力也能产生肥胖，这让人们对肥胖问题有了更新的认识。人们常常认为健康体型是女人的事情，跟男人无关。现在不禁要问，为什么男人的平均寿命要比女人短？

如何处理工作压力和饮食之间复杂的联系，目前还没有确切的答案，但已

使人们认识到有了压力也不应该以暴饮暴食减压。

21. 女性大臀小腰是健康身材吗

不论女性体重如何，大臀小腰可以被视为健康的好身材。这个结论来自美国某专业科研机构对 4 万余名医院女护士进行了一项长期的健康研究。他们对其中 40 ～ 65 岁无心脏病或癌症的护士测量了腰围和臀围，每隔 2 年记录其健康状况和生活方式，随访 16 年。

结果显示：①体重正常的护士中，腰围大于 88 厘米的心脏病死亡率是腰围较小的 3 倍。②腰臀围比值小于 0.88（大臀小腰）的心脏病死亡率较低。

研究人员表示，虽然维持健康的体重仍然是预防慢性疾病和过早死亡的基石，但是保持一个健康的腰围尺寸并防止腰腹部脂肪增多同样重要。

22. 寿命长短看腰围还是体重

体重是人们熟知的健康指标。但具体而言，一个人多余的肉究竟长在身体的哪个部位，远比一般意义上的体重更具健康指标意义。

美国科学家最近的一项研究表明，体重只是一个粗指标，一个人要想活得长寿，还要看看自己的腰围有多大。即使是一个体重正常的人，如果有一个大肚子，也意味着短寿。

研究人员表示，这一研究结果对吸烟者和非吸烟者、对健康人、对患有慢性疾病的人以及对不同种族的人均适用。在亚洲人群中，特别是男性，腰围增大可使死亡率迅速攀升。

23. 腹部脂肪增多催人饿

加拿大研究人员发现，过多的腹部脂肪组织会产生"饥饿激素"，让本来已经肥胖的人吃得更多，导致腹部更加肥胖，由此出现恶性循环。

从医学观点认为，肥胖的人吃得更多，是由于其大脑产生过量名为"神经肽 Y"的激素，且"神经肽 Y"只在大脑产生。"神经肽 Y"是一种影响食欲的激素，俗称"饥饿激素"。大脑产生的"神经肽 Y"可增进食欲，导致腹部脂肪增加，增加的腹部脂肪会产生更多的"神经肽Y"，进一步增进人们的食欲，由此产生恶性循环。

24. 腰围减少能增加性欲吗

保持良好的性能力是每个男人的心愿。但随着年龄的增长，身体的衰老，体重的增加，总会有些不尽如人意的情况出现。有关研究发现，缩减腰围能够有效提高性欲。因为腰部的脂肪过多，会分解男性体内的雄激素，导致体内的雄激素缺乏，进而影响性功能。腰围每减少1厘米，雄激素水平就会得到提高，男人才能"性致勃勃"。

四、肥胖的诊断

1. 肥胖前期有哪些征兆

（1）爱吃爱喝：与以前相比，胃口变得越来越好，食量逐渐增大，总有吃不饱的感觉，爱吃爱喝，特别容易饿，嘴巴闲不住，好吃零食，喜欢喝水和饮料，尤其喜欢荤腥和油腻食物。其实这也是长期的不良饮食习惯所致，多饮食的习惯，胃容积会不断地增大，如果不能满足，就会有饿的感觉，形成了不良循环。但也要注意排除糖尿病、甲状腺功能亢进等疾病，同时近期没有高强度的体力活动，有时高胰岛素血症和胰岛细胞瘤也会引起这种情况。

（2）贪睡赖床：睡眠特别香，已经睡足够甚至过多的时间还想睡，不想起床。经常哈欠连天，没精神，得空儿就想眯一会儿，这也是多吃少动的后果，吃得太饱就容易犯困，睡得太多就容易发胖，胖了就不愿动。但也要排除过于疲劳及某些特殊原因。

（3）变懒倦怠：一向比较勤快的人突然变懒了，什么都不想管不想做，遇事无精打采，或者心有余而力不足的感觉。不想出门，站不久，就想坐着或者干脆躺着。假若不存在什么病痛，很有可能是发胖的预兆，往往是由于生活目标的缺乏和生活环境的改变，如学习或工作遇到挫折，或已退休在家改变了生活方式，慢慢就形成了一种习惯。

（4）倍感疲劳：与以前相比，干同样的活儿却倍感疲劳，多活动几下就气喘吁吁、汗流满面、乏力，整个人都感觉特别的累，尽管仔细想想并没做什么，但是由于体内的内分泌或血脂等随着饮食与运动的改变而发生改变。这可不是生病而是可能肥胖悄悄向你招手了。

（5）怕动喜静：如果你平常比较喜欢运动，慢慢地却改变了了不想活动，甚至感到参加运动是一种负担，对运动也提不起兴趣，比较偏爱于安静的待着，这也可能是发胖的信号。了解了发胖的信号和先兆，我们就可以提前准备好去应对它。养成良好的生活习惯，及时地控制饮食，按时睡觉按时起床，主动约朋友一起运动，出门踏青，暗示自己精力充沛，努力工作。通常如此坚持一段时间，短则一天，长则三日，肥胖的先兆就会消失。你可以继续保持自己苗条健康的身材，而不用遭遇减肥所带来的困扰。

（6）其他

①美国医学研究发现，月经初潮比较早者更要注意日后发胖。那么几岁算早呢？一般是指 11 岁以前的女性，而 14 岁左右的算是较迟的。研究人员调查了 17000 多名女性，其结果表明，初潮较早的女性与初潮较晚的女性相比，其体重平均要多 5～16 千克。

②目前许多学者强调从婴儿开始就要注意防止肥胖，因为研究发现，如果从胎儿 8 个月大到出生后 1 岁半营养过度，以后成为小胖子的可能性也就较大。所以，娃娃切不可喂得过胖，提倡科学的母乳喂养。

③儿童 10 岁以内都要十分注意控制体重，观察表明，如果这个时期超重，到了成年也常常是超重的。这就提醒各位妈妈们，要为孩子合理搭配饮食，抽空多陪他们跑跑动动，给孩子的将来打下一个身体健康的基础。

④另外，有些看起来不起眼或影响不大的身体改变也应引起人们的注意，如女性没有理由的停经，月经不规则，皮肤色泽和弹性发生改变如颈后发黑、腹部紫纹和弹力纹，无原因的、时有时无的眼睑和下肢水肿，心情不畅等都是引起肥胖的先兆和体征。

2. 肥胖的常见症状有哪些

肥胖可见于任何年龄，以 40～50 岁为多，60～70 岁以上亦不多见。男性脂肪分布以颈部及躯干、腹部为主，四肢较少；女性则以腹部、臀部、胸部及四肢为主。

单纯性肥胖轻者没有明显症状。中、重度肥胖表现有乏力、怕热、出汗，动则气短心悸，以及便秘。男性可性功能减退，女性可伴有月经不调，月经稀少，甚至闭经不孕等症状。部分患者由于内分泌功能失调而水肿，也可因为脂肪过多或活动减少而引起下肢血液、淋巴液回流受阻而出现水肿。平时可见两下肢沉重，活动时气促，体力劳动易疲倦，弯腰前屈困难，腰、腿痛，怕热多汗，皮肤皱褶糜烂，嗜睡酣眠，多食善饥，喜食零食（糖果、糕点、甜食），如不及时进食就会感心悸、冷汗、手颤。

另外，肥胖者胸腹部脂肪过度堆积，呼吸时胸廓活动受限，表现为心慌、气促。此外，心脏周围大量脂肪组织及心脏内脂肪沉积，降低心脏功能，减少每搏输出量。由于大量脂肪体内堆积，更增加心脏负担，使得患者对运动耐量大大降低，不能胜任体力劳动及体育运动，出现动则气喘以及心慌、汗出、头晕等症，甚至于影响日常生活。

3. 肥胖有哪些其他异常表现

肥胖患者往往会出现一些内分泌紊乱，如儿童性早熟；女性内分泌紊乱、停经、多囊卵巢综合征、不孕、多毛、黑棘皮病、紫纹；男性乳房发育、精子质量差、不育等。无一不与肥胖相关。肥胖患者尤其要警惕与此相关的表现。

有些肥胖患者在颈部、腋下等皮肤皱褶处会出现色素沉着、角质增多，严重时有天鹅绒状的突起，即黑棘皮病。其与高胰岛素血症有关，继而会出现2型糖尿病、高血压及脂质代谢紊乱等。还有部分肥胖患者在腹部两侧、大腿内侧有时见到呈梭形、淡紫红色条纹，有的还会伴随"满月脸""水牛背""将军肚"等，这些症状说明已经出现了皮质醇的增多，会引发骨质疏松、高血压、低血钾等。

部分儿童在青春发育期出现的生理性乳房发育，多可自行恢复。但肥胖儿童的内分泌紊乱，雌、雄激素失调时也会引起男性乳房发育、性腺发育不良、男性女性化的异常改变。伴有多毛的肥胖患儿，极可能为先天性遗传性疾病或性腺异常所致，应引起重视。

育龄期女性出现闭经、绝经和月经失调等症状。正常的脂肪含量对于维持女性激素的作用必不可少，但肥胖本身和减重治疗都会引起月经失调。肥胖伴停经在年轻女性中最常见的为多囊卵巢综合征和高泌乳素血症，如出现泌乳、头痛、胸闷等症状。有些女性在分娩后或绝经期前后出现肥胖，同时伴有皮肤发黄、眼睑水肿，应警惕不良情况的发生。

大约 60% 的肥胖患者可出现肝细胞脂肪变厚，一般在体检时才被发现。有些出现腰围增粗但体重正常的患者，也会出现肥胖并发症，如糖尿病、高脂血症和冠心病等。还有部分肥胖患者，感觉天天吃不饱，刚吃过饭就饿，越吃越饿。因为食欲亢进有时是下丘脑综合征和胰岛素瘤的表现。另有部分患者可出现睡眠呼吸暂停综合征，尤其是肥胖儿童若出现较严重的打鼾等情况，应引起家长的足够重视。

4. 肥胖的简易判断法有哪些

（1）体重指数（BMI）是常用的肥胖测量方法，它与体脂密切相关。体重指数（BMI）= 体重（千克）/ 身高（米）^{2}，体重指数 ≥ 25（亚洲地区）为肥胖。如一名成年男子体重 70 千克，身高 1.65 米，则其 BMI=70 ÷ 2.7225=25.7 为肥胖。

中国标准体重指数（BMI）≥ 24 为超重，体重指数（BMI）≥ 28 为肥胖。

（2）腰围及腰臀围比（WHR）作为测量腹部肥胖的方法，中国预防医学科学院建议国人腹型肥胖 WHR 切定点为男性 ≥ 0.9，女性 ≥ 0.8。腰臀围比除受腰围及臀围影响外，还与体型及身高有关，故世界卫生组织（WHO）认为腰围较腰臀围比更适合于测量腹型肥胖。亚洲地区男性腰围 ≥ 90 厘米，女性腰围 ≥ 80 厘米为腹型肥胖。大量的临床观察显示，腰围能够反映腹部脂肪的绝对含量，其与内脏脂肪含量、胰岛素抵抗、心血管风险的相关性均明显强于体重指数和腰臀围比值，因此腰围代替体重指数和腰臀围比值则更具优越性，目前国内外不少学者提出，采用腰围定义肥胖。

测量方法：测量腰围时，被测者双脚分开 20 ～ 30 厘米，体重均匀分布在双腿上，测量位置在水平位髂前上棘第 12 肋下缘连线的中点。测量者在被测者一旁，将皮尺紧贴身体，但不能压迫软组织。臀位则通过环绕臀部的骨盆最突出点测量周径的长度。

（3）体重标准测量法

标准体重（千克）= 身高（<165 厘米）— 100

身高（165 ～ 175 厘米）— 105

身高（176 ～ 185 厘米）— 110

或（身高— 100 厘米）× 0.9

若超过标准体重 10% 为过重；超过 20% 以上为肥胖。肥胖的程度如超过 20% ～ 30% 为轻度肥胖；超过 30% ～ 50% 为中度肥胖；超过 50% 为重度肥胖；超过 100% 以上者为病态肥胖。

5. 肥胖的仪器判断法有哪些

（1）超声波法：可于剑突与脐连线中点测定内脏脂肪蓄积状态。测定肝脏前缘腹膜上脂肪厚度与皮下至腹白线之间的皮下脂肪厚度之比（P/S），称为腹壁脂肪指数（AFI），男性 ≥ 1.0，女性 ≥ 0.7 为内脏脂肪蓄积。该法与 CT 法测得的 V/S 比相关性较强，优点为简便、价廉、安全，可测内脏脂肪，但稳定性差，且操作者手法、熟练程度会影响测量结果。

（2）断层摄像法（CT、MRI）：是在腹部行皮下脂肪和内脏脂肪蓄积状态的 CT 和 MRI（磁共振法）断层面积，计算二者之比（V/S），来评估内脏脂肪型肥胖和皮下脂肪型肥胖。该法一般采用脐孔或第四和第五腰椎之间扫描来计算内脏脂肪面积，若检测结果 ≥ 100 平方厘米，则可诊断为腹型（向心性）肥胖。该法准确性高，是评价内脏脂肪状态的金指标。但价格昂贵，CT 检查还存在辐射问题。

（3）其他：生物电阻抗法（BIA）、双能 X 线吸收法、整体电传导法（TOBEL）等，能测量体脂含量，但不能测局部脂肪。

6. 如何确定一个人的标准体重

标准体重计算公式（不同年龄计算公式不同）：

1 ～ 6 个月体重（千克）= 出生体重（千克）+ 月龄 × 0.7（千克）

7 ～ 12 个月体重（千克）= 出生体重（千克）+ 4.2（千克）+（月龄 –6）× 0.4（千克）

2 ～ 12 岁体重（千克）= 年龄 × 2（千克）+ 8（千克）

成人标准体重（千克）= 身高（厘米）— 105

或者采用理想体重（千克）= ［身高（厘米）— 100］× 0.9（男性）或 × 0.85（女性）

7．如何准确测定体重及注意事项

为了更准确地判断一个人的肥胖程度，测定体重应按下述内容做到标准化。

（1）应使用同一体重计：不同的体重计可产生很大的误差，所以体重计应该固定，而且所用的体重计要比较敏感，读数要求精确到 100 克，婴儿体重要求精确到 10 克。测定前须先对体重计进行校正。

（2）测定时间点应该固定：每次测量体重的时间点应该一致，但不能在饭后测量。对住院病人应选择晨起空腹，排空大小便后进行。

（3）受测者的衣着应该固定：衣着对体重测量的影响是不言而喻的，特别是鞋子。有的人冬天量体重懒得脱鞋，一双大皮靴就好几斤，测量肯定不准确。只要条件允许，最好仅着内衣裤测体重。

（4）测量时姿势应该正确：一般而言，受测者应站稳并立于体重计中央，待体重计指针停止摆动后再读数。

当出现水肿、腹水等情况时，可引起细胞外液相对增加，造成体重升高的假象，还可能掩盖体内化学物质及细胞内物质的丢失；当出现巨大肿瘤或器官肥大等，也造成体重升高的假象，并可掩盖脂肪和肌肉组织的丢失；利尿药的使用会造成体重丧失的假象；在短时间内出现能量摄入及钠量的显著改变，可导致体内糖原及体液的明显改变，从而影响体重。如果每日体重改变大于 0.5 千克，往往提示是体内水分改变的结果，而非真正的体重变化。

8．美国发布的孕期体重指南是什么

孕妇体重增加多少才合适？美国医学研究院发布孕期体重指南，总体原则是孕前体重超标者少增重，体重不足者多增重。

指南建议说，体重正常者孕期可增重 11.3 ～ 15.8 千克；超重者可增重 6.8 ～ 11.3 千克；肥胖者可增重 5.0 ～ 9.0 千克；而体重不达标者应增重 12.7 ～ 18.1 千克。纽约高危妊娠专家认为，孕妇不应该抱有为两个人吃饭的想法，进食太多会让体重过度增加或胎儿过大，不利于自然分娩。

9. 儿童肥胖有"国标"吗

以前对于儿童超重、肥胖的界定五花八门，现在参照中国学龄儿童青少年超重、肥胖筛查 BMI[BMI= 体重（千克）÷ 身高（米）^{2}] 分类标准，可以很容易地找出需要的参考标准（表1）。

表1　中国学龄儿童青少年 BMI 分类标准

年龄（岁）	超　重		肥　胖	
	男性	女性	男性	女性
7 ～	17.4	17.2	19.2	18.9
8 ～	18.1	18.1	20.3	19.9
9 ～	18.9	19.0	21.4	21.0
10 ～	19.6	20.0	22.5	22.1
11 ～	20.3	21.1	23.6	23.3
12 ～	21.0	21.9	24.7	24.5
13 ～	21.9	22.6	25.7	25.6
14 ～	22.6	23.0	26.4	26.3
15 ～	23.1	23.4	26.9	26.9
16 ～	23.5	23.7	27.4	27.4
17 ～	23.8	23.8	27.8	27.7
18 ～	24.0	24.0	28.0	28.0

10. 为什么判断儿童肥胖不能只看体重指数

体检中通常用体重指数（BMI）判断儿童是否肥胖，但英国专家指出，有些孩子的脂肪可能更多分布在腰部，他们的肥胖倾向难以用 BMI 指数测出，单纯依靠这一指数可能会漏掉很多已出现肥胖症状的儿童，应综合参考腰围等方面的指标。

体重指数是体重（千克）除以身高（米）的平方所得的结果。这个指数在全球范围被广泛用作判断肥胖的标准，也是许多地方调查儿童群体肥胖情况的参考指标。

英国利兹都市大学等机构的研究人员在新一期《肥胖》杂志上报告说，单纯看体重指数会漏掉很多已出现肥胖症状的儿童，由此得到的结果可能会形成误导。研究人员对英国约 1.5 万名十一二岁的儿童进行了测量，结果显示，体重指数所显示出的肥胖比例，要低于腰围和"腰围身高比"这两个参数所显示出的肥胖比例，男孩中这个差距达 6%，而女孩中这个差距可达 15%。

11. 肥胖可分为哪几类

（1）按肥胖的原因

①单纯肥胖约占肥胖者的 95%。大部分中年男性肥胖属单纯性肥胖。

②继发性肥胖约占 5%，常继发于其他疾患，如脑炎、脑部损伤、肿瘤等引起下丘脑损害时可发生肥胖，肾上腺皮质功能亢进、性腺功能不足、甲状腺功能过低、糖尿病、胰岛素分泌过多致低血糖者常因摄食过多引起肥胖。

（2）根据肥胖者体型

①向心性肥胖。又称腹型肥胖、苹果型肥胖、阳性肥胖、男性肥胖。脂肪在腹部沉积明显，腰围增大和腰臀比增大。腹部脂肪很易被脂肪酸水解，而增加血中游离脂肪酸浓度，更能被肝脏吸收，导致血清中低密度脂蛋白增加，易引发心脑血管事件。我国及亚洲人群以腹型肥胖居多。

②外周性肥胖。又称洋梨型肥胖、阴性肥胖、女性型肥胖。肥胖以下身为主，脂肪在臀部和大腿沉积为主。

③均匀性肥胖。此型肥胖为脂肪均匀地分布于全身，多见于婴幼儿。

（3）按脂肪细胞的变化

①脂肪细胞增殖型肥胖。此型以脂肪细胞增多为主，而脂肪体积和形态均正常。儿童时期的肥胖多属此型。

②脂肪细胞增大型肥胖。此型以脂肪细胞增大为主，而脂肪细胞数量不增加，见于成年型肥胖。

③脂肪细胞增殖增大型肥胖。此型不仅脂肪数目增多，且脂肪细胞数量也增加，见于重度肥胖者。

（4）按病理生理

①生理性肥胖。这种肥胖在正常生理范围且对机体有利，如婴幼儿肥胖，妊娠期和哺乳期肥胖，另外相扑运动员、举重运动员等。绝大多数无症状，仅少数有胸闷、气短等，属于单纯性肥胖。

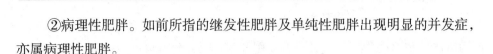

②病理性肥胖。如前所指的继发性肥胖及单纯性肥胖出现明显的并发症，亦属病理性肥胖。

③医源性肥胖。有些药物在有效地治疗某种疾病的同时，还会使患者身体产生肥胖的不良反应。如应用肾上腺皮质激素类药物治疗过敏性疾病、风湿病、类风湿病、哮喘病等，同时也可以使患者身体发胖，以至产生性功能障碍。这类肥胖患者约占肥胖症的 2%，也称为医源性肥胖。一般而言，只要停止使用这些药物，肥胖情况可自行改善。遗憾的是，有些从此而成为"顽固性肥胖"患者。所以对药物引起的肥胖也不可轻视。

12. 你属于什么类型的肥胖

由于体脂类型的不同，体型也会有很大的差别。你身体里的脂肪是哪种类型？你又属于哪种肥胖的体型呢？

（1）体脂分为皮下脂肪和内脏脂肪两种类型

①皮下脂肪。所谓的颗粒脂肪就是皮下脂肪，女性由于怀孕和生产的需要，她们的皮下脂肪要比男性的要多一些。

皮下脂肪指的是最接近皮肤的那层脂肪。显而易见，女性的皮下脂肪要多于男性的皮下脂肪。乳房也就是皮下脂肪。皮下脂肪能起到保温和蓄积能量的作用。

②内脏脂肪。指的是肚子周围肌肉和内脏之间的脂肪。如果内脏脂肪过多，就会引发一些生活习惯病还会引起动脉硬化，甚至是脑卒中。和女性比起来，男性的内脏脂肪容易积存一些，特别是随着年龄的增长，这种状况会越来越明显。内脏脂肪的测量和皮下脂肪不同，不可能单单通过眼睛就能看出积存了多少内脏脂肪。那么，要怎样来测量内脏脂肪的多少呢？

内脏脂肪的测量方法：体重（千克）÷身高（厘米）＞0.5，可能就属于内脏脂肪型肥胖。

（2）苹果型肥胖和西洋梨型的肥胖：根据脂肪所集中于身体部位的不同，可以将肥胖的类型分为"苹果型"和"西洋梨型"两种。我们把从肚子以上的上半身脂肪较多的体型叫做"苹果型"；相反，如果下半身脂肪较多，就称这样的体型为"西洋梨"型。

①苹果型肥胖正规的名字是"内脏脂肪型肥胖"。指的是腹部的皮很薄，而内脏脂肪很多的类型。这种类型的肥胖不容易发觉。可是当内脏脂肪蓄积过多，就会引起动脉硬化和脑卒中的并发症，这种类型的肥胖也就理所当然地被划分到"恶性肥胖"的行列。

②西洋梨型的肥胖。正规的名字是"皮下脂肪型肥胖"。这种类型的人，其肥胖是由于腹部、腰、大腿、臀部的皮下脂肪的蓄积造成的。这些地方的脂肪一旦生成就很难减下来，不过这类型的肥胖引起并发症的可能性是很低的，所以被称为"良性肥胖"。

13. 如何判断腹型肥胖

腰围男性＞90厘米、女性＞80厘米，腰臀比男性＞0.9、女性＞0.8即可诊断为腹型肥胖。内脏、脂肪面积（V）/皮下脂肪面积（S）将腹型肥胖分为内脏脂肪性肥胖（V/S ≥ 0.4）、皮下脂肪型肥胖（V/S ＜ 0.4）。腹壁脂肪指数（AF1）同CT求得的V/S相关；男性腹壁脂肪指数1.0以上，女性在0.7以上可定为内脏脂肪肥胖。

14. 什么是单纯性肥胖及病态肥胖

单纯性肥胖为最常见的肥胖类型。在排除了继发性肥胖后，实测体重超过20%以上、脂肪百分率＞30%，体重指数超过28即可诊断。

病态肥胖是指体重超过标准体重1倍，或超过正常体重45千克，或体重指数（BMI）超过40（千克/米^2），同时合并与肥胖密切相关并发症的严重肥胖症。体重为标准体重的225%，体重指数（BMI）超过50（千克/米^2），称为超级肥胖。病态肥胖因过多的脂肪堆积常合并多种并发症，而随着体重的减轻，其并发症减轻，甚至可以完全消失。

五、肥胖的综合治疗

1. 肥胖者应注意哪些膳食问题

（1）限制总热量摄入：热量限制要逐渐进行，切勿操之过急。一般认为轻度肥胖按每月体重减轻 0.5～1.0 千克，相应每天减少 0.53～1.05 千焦（125～250 卡）来安排每天的进食量。成年中度以上肥胖者 6 个月减轻体重 7%，但每天每人进食供给的热量不应低于 4.20 千焦（1000 卡），这是较长期可以坚持的最低安全能量。

（2）控制蛋白质摄入量：肥胖患者控制总热量的同时，同样要控制蛋白质的摄入量，摄入过多会加重肝、肾负担，甚至导致肝、肾功能损害。一般认为，中度以上肥胖者，蛋白质提供的热量占总热量的 20%～30% 为妥，并选用优质蛋白，如牛奶、蛋清、鱼、鸡、瘦肉等至少要占总蛋白的 1/3，以保证必需氨基酸的供给。

（3）适量脂肪：肥胖者饮食脂肪应占总热量的 20%～30%，其中饱和脂肪酸、多价不饱和脂肪酸、单价不饱和脂肪酸的比例应以 1：1：1。脂肪摄入过低，容易有饥饿感、食欲亢进，不利于控制总热量，摄入过高者，尤其动物脂肪，易引起高脂血症、动脉粥样硬化、脂肪肝。每日胆固醇摄入量应在 300 毫克以下，因血清胆固醇水平与动脉粥样硬化呈正相关，但也不能拒食含胆固醇的食物。因胆固醇具有重要的生理作用，高密度脂蛋白胆固醇有促进胆固醇的逆向转运，从而降低血清胆固醇水平；转化为肾上腺皮质激素，起着调节物质代谢的作用；转化为性激素（雄激素、雌激素），维持性特征和生育功能。

（4）碳水化合物：应占总热量的 40%～55% 为宜，过低容易引起酮症、负氮平衡，过高则不利于肥胖的控制。此外，饮食中应尽量控制不吃单糖或双糖类食品，如果糖、蔗糖、蜂蜜及其他甜食。主食应粗粮、细粮搭配，多食富含纤维的食物，粗纤维供给量每天不少于6克。

（5）多吃一些热能低、富含纤维素食物：这些食物能分解、消耗热量和脂肪，如卷心菜、胡萝卜、芹菜、番茄、大豆制品、柑橘、苹果、草莓、木瓜、菠萝、葱、绿豆芽、韭菜、黄瓜、白萝卜、魔芋、笋、辣椒等。有报道辣椒素能促进脂肪分解，减少脂肪堆积，能减肥。

（6）瓜菜代：有人主张对于特别肥胖者，每周抽出一天不吃主食，而专吃苹果、黄瓜、凉菜等。如选用苹果1.5千克，分5～6次进食；或取1.5千克黄瓜、1～2个鸡蛋，分5～6次进食；或取含嘌呤少的蔬菜1.5千克，加入少量植物油，少加盐或不加盐，做成凉拌菜分5～6次进食。如此有规律地进行，对控制肥胖、痛风、糖尿病、高脂血症都有较好的效果。此方法限制了碳水化合物、脂肪、蛋白质和嘌呤的过多摄入，且富含纤维素，除有利于控制总热量外，还可降低血脂、血糖、血尿酸等。

2. 为什么减肥要改变进食方法

肥胖患者食欲好，容易有饥饿感，控制食量不容易。因此，有必要改变一些进食方法，既能达到少吃些，又能提高饱腹感。

（1）进食前先喝汤既能中和胃酸，又能增加胃内容物，比饭后喝汤易饱。

（2）饭前先吃水果（富含纤维素），咀嚼过程也能增加饱腹感。

（3）细嚼慢咽，使食物成糜状才能和较多的唾液拌和，食物进入胃肠后容易很快被吸收，使血糖升高，反射性地刺激中枢引起饱腹感，所谓慢吃细咽易饱，就是这个道理。另外，唾液中含有减肥物质对控制肥胖有利。

（4）晚饭早吃、少吃，以素食为主，这样就避免夜间胰岛素分泌太多，热能吸收后因不活动，热能消耗少，热能易转变成脂肪储存在体内造成肥胖。

3. 吃好早餐有助于减肥吗

减肥是个热门话题，但是大多数减肥的人都是以牺牲口腹之欲为代价。当然，限食或者节食期可能会有效果，但是难以坚持且长期效果不佳，还可能引起营养不良。

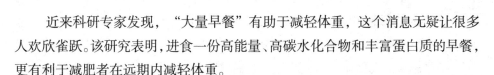

近来科研专家发现，"大量早餐"有助于减轻体重，这个消息无疑让很多人欢欣雀跃。该研究表明,进食一份高能量、高碳水化合物和丰富蛋白质的早餐,更有利于减肥者在远期内减轻体重。

从营养学的角度讲，高能量食物能减少人的短期饥饿感，更能减少中餐的进食量和饥饿后暴饮暴食发生。从早餐的结构来讲，一份碳水化合物和蛋白质的混合饮食比单纯的高碳水化合物饮食更有利于减轻胰腺分泌胰岛素的压力,因此混合食物的血糖指数更低。

也有人还有这样的疑问，就是早餐吃得饱，中餐更容易饿。的确不同的人胃排空能力不同，且吸收效率也不同，那么建议在碳水化合物的选择上倾向于那些纤维丰富的食品，比如粗粮和细粮搭配就可以有效减慢胃排空，饱腹感持久，减肥效果更明显。

4. 减肥能不吃主食吗

进餐的时候常见到很多女性不吃主食，问其原因，认为其含碳水化合物食物，如米饭、面、马铃薯等，会引起发胖。其实这种说法是不正确的，造成肥胖的真正原因是能量过剩，即能量摄入大于能量消耗。

在碳水化合物、蛋白质和脂肪这三类产能营养素中，脂肪比碳水化合物更容易造成能量过剩。1克碳水化合物或蛋白质在人体内可产生约4千卡的能量，而1克脂肪则能产生约9千卡能量，也就是说同等重量的脂肪提供能量是碳水化合物的2.2倍。另外，相对于碳水化合物和蛋白质，富含脂肪的食物口感好，刺激人的食欲，使人容易摄入更多的能量。因此进食富含碳水化合物的食物，如米面制品，不容易造成能量过剩，使人发胖。

碳水化合物是人体不可缺少的营养物质，在体内释放能量较快，是红细胞唯一可利用的能量，也是神经系统、心脏和肌肉活动的主要能源，对构成机体组织、维持神经系统正常功能、增强耐力、提高工作效率都有重要意义。

5. 减肥为何先要学会细嚼慢咽

现代生活中人们日常摄入的食物越来越精细，入口即化的蛋糕类、肉类，用来喝的水果蔬菜，使咀嚼次数越来越少。据一份调查报告显示，现代人已经从40多年前的每餐咀嚼900～1100次，用时20～30分钟，减少到现在的每餐咀嚼500～600次，用时5～10分钟。

研究显示，人体血糖值从吃饭15分钟后开始上升，30分钟后达到峰值，当血糖值达到峰值的时候，就会产生饱腹感。倘若仔细咀嚼延长就餐时间，就能使人以少量的食物得到饱腹感，从而起到防止肥胖的作用。

咀嚼可促进唾液分泌，使食物与唾液充分融合，同时，咀嚼动作还能给身体传递一个信号，胃肠道就会开始分泌大量消化液，为消化食物做好准备。经过细嚼的食物，进入肠道后，能扩大与小肠壁的接触面积，使小肠广泛吸收食物中的营养，提高食物的消化吸收率。

可见，细嚼慢咽不仅有助控制摄入食物的量，还能提高食物的消化吸收率，可算得上是吃得"少而精"了。

6. 减肥有哪三原则

很多肥胖患者为了减肥，会采取各种手段。但不论如何，减肥须遵循世界卫生组织规定的三原则：不厌食、不腹泻、不乏力。

（1）做到摄入低脂、低热量食物而不厌食：肥胖者往往对自身的体形不满，担心在社交中受到排斥。尤其是年轻女性，易受到这种心理驱使，把厌食作为减肥时尚，以至于体重处于正常范围还在奋力减重，对健康造成严重影响。

（2）保持消化道通畅而不腹泻：人的正常大便是每天一到两次。但有些人为了减肥，服用某些腹泻减肥品。而这些减肥品一般都有泻药，使得服用者一天多次腹泻。这种做法是非常危险的。腹泻减肥时，人体内重要的体液、无机盐、水分会大量丢失，造成腹痛、恶心、呕吐，引起电解质紊乱、无机盐缺乏及营养不良、脱水等严重后果。

（3）精力正常不乏力：减肥不能影响正常的工作、学习、生活。如果乏力，就说明减肥已影响到了人的正常生理代谢，进入了病理和亚健康状态，严重的可能出现精神不稳定、失眠、焦虑、疲倦、嗜睡等症状，甚至伤及脏器的健康。

7. 饭前两杯水有助于减肥吗

有研究发现，中老年肥胖者如果一日三餐前喝两杯水，能增强减肥效果。

研究人员将 48 名 55～75 岁的中老年肥胖者分为两组,第一组食用低脂肪、低热量食物,饭前不喝水。第二组和第一组食物相同,每日三餐前各喝两杯水,水杯容量为 226 毫升。3 个月后,三餐前喝两杯水的中老年肥胖者平均减重约 7 千克,而饭前不喝水者平均减重约 5 千克。实验结束后,研究人员继续跟踪调查研究对象。一年后发现,坚持饭前喝水的人体重继续下降,平均减重 0.7 千克,而饭前不喝水的人体重平均反弹 0.9 千克。所以,餐前多喝水可作为一种简单可行的减肥方法,特别是对那些想要减肥并且坚持低热量健康饮食的中老年肥胖者。因为中老年人胃部排空所需时间较长,饭前喝的水能填满胃部,而水本身没有热量,因此能够增强减肥效果。

8. 水果瘦身有讲究

水果富含多种营养成分,而脂肪和淀粉含量相对较低,一直被认为是减肥佳品。但是吃水果减肥之前有必要先了解一些水果的知识。

水果中的主要营养是碳水化合物和一些维生素,而人体的正常运转还需要蛋白质等其他物质,平时多吃水果对保持无机盐确有益处,但水果中缺乏铁、钙等成分,所以,长期以水果作正餐势必会造成体内这些物质的缺乏,引起贫血,时间久了可能还会引起其他的疾病。虽然一些高纤维类水果的确能在短短几天内达到瘦身效果,但如果我们每天吸收的热量低于 800～1000 卡,反而会造成营养失衡,让代谢率降低,不利于减肥。

并不是什么水果都能减肥。有些水果的热量高得惊人,比如说瓜类水果、榴莲、荔枝、龙眼等高热量水果,吃多了,特别是晚上临睡前吃,容易造成脂肪堆积,不但没瘦下来,可能还会让你的体重直线上升,甚至还会长痘痘。常见水果的含热量由高到低依次为:木瓜、香瓜、西瓜、番石榴、猕猴桃、芒果、橘子、香蕉、葡萄、杨桃、黑葡萄、苹果。

(1)掌握正确的时间:在进餐前 20～40 分钟吃一些水果或饮用 1～2 杯果汁,可以防止进餐过多导致肥胖。因为水果或果汁中富含果糖和葡萄糖,可快速被吸收,满足食欲,加上水果内的粗纤维可让胃部有饱足感,可以让进餐时吃得比较少,减少对脂肪性食物的需求,这样就不会有摄取过量致胖的困扰了。

（2）选择合适的水果：最适合瘦身的水果是苹果、菠萝，因为，吃这两种水果会有饱腹感，而且能补充丰富的维生素。另外，葡萄、柚子和猕猴桃也适合于减肥。最不适合的水果减肥是甜味浓且不容易有饱腹感的水果，因为这类水果的热量较高。

（3）不可过量：吃水果一定要适量，过食会带来不好的影响。

（4）不能用水果代替正餐：夏季，少吃、不吃正餐而主吃水果成为许多"减肥族"的首选减肥方法。吉林大学第一医院营养学专家提醒，如果长期以水果代替正餐，不仅不能减肥，还会严重影响健康。

因为有的水果含有丰富的糖分。吃多了就会转化为脂肪而堆积在体内。同时，人体所需的养分是多种的，如单纯地摄入维生素的话，就会造成营养不良，从而导致机体功能紊乱。

专家提出了一系列搭配水果餐的建议。"减肥族"可选择含糖量较低的水果，如苹果、猕猴桃、柠檬、李子、桃、橙子等。最好进餐前 20 ~ 40 分钟吃。有些水果有促进消化的作用，在晚餐后可适当食用。如柠檬、山楂等，这类水果可在餐后 1 小时左右吃。

9. 素食减肥如何选择食物

素食确能起到减肥的作用，也是一种健康的养生方法，但要注意搭配和选择。

首先，素食不可避免地会造成蛋白质摄入不足，所以素食者要有效利用植物蛋白质。如果是奶素或者是蛋素者，则可以通过摄入牛奶、酸奶、鸡蛋来补充，而全素者则要多摄入豆类食品及其制品，如豆浆、豆腐等各种豆类食品等。

其次，缺铁是素食者常见的另一大问题。其实，很多素食食物也是含铁量较高的，如大枣、葡萄干、黑木耳、海带、紫菜、香菇、大豆、菠菜等。所以，只要多选择这些食物是能够满足机体对铁的需要量的。

再次，全素者缺钙比较常见。素食食物中豆类及其制品、海带、紫菜、黑芝麻、花生、瓜子等都富含钙质，多在你的食谱中选用它们有利健康。

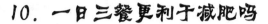

10. 一日三餐更利于减肥吗

有说法称，少食多餐利于减肥，但最新一份美国的研究报告称，一日三餐可能比少食多餐更利于减肥。

美国有研究者发现，超重和肥胖的男士摄入低热量、高蛋白质食物时，如果一日吃三餐，会比一日吃六餐感到更满意、饥饿感更少。密苏里大学的研究人员也称，在少吃多餐问题上，存在很多误导大众的媒体报道，但少食多餐对胃口控制并不是那么有效。他们通过试验研究发现，一日三餐组的人更能减肥，而高蛋白质饮食则不容易饿。

11. 春笋是减肥降糖食物吗

中医学认为，春笋，味甘微寒，无毒，具有益气开胃、增加食欲、清热化痰、治消渴、利水道等功效。春笋甘寒通利，还是清除体内垃圾的"清道夫"。这是因为春笋有促进肠道蠕动、帮助消化、去食积、降低体内多余的脂肪、降低血中的胆固醇、消痰化瘀滞等功效。所以，不但是减肥佳蔬，而且对高血压、高血脂、高血糖、便秘有防治作用。此外，春笋为有效之"利尿药"，适用于水肿、腹水、脚气、足肿、急性肾炎水肿、喘咳、消渴烦热等症。

将春笋与肉类放在一起烹调是最为合理的搭配，根据春笋的鲜嫩程度不同，最好分档食用。嫩头可用来炒食；中部可切成笋片，炒、烧、凉拌，或作为菜肴的配料；根部较老，可供煮、煨及与肉类煲汤，还可放入坛中经发酵制成酸笋，别有风味。根据每个人的不同需要，可烹调成春笋鸭块、春笋鱼片、清蒸竹笋、干贝煸春笋、春笋冬菇汤、春笋煲粥等美味佳肴。

12. 少吃盐与补钙和减肥有关系吗

少吃盐补钙的方法，是英国科学家首先提出的。他们在研究中发现：饮食中盐的摄入量是钙的排出量多寡的主要决定因素。即盐的摄入量越多，尿中排出钙的量越多，钙的吸收也越差。这就是说，少吃盐等于补钙，少吃盐对钙实际起到了"不补之补"的作用。

按照世界卫生组织推荐的标准，每人每日吃盐量以 5 克为宜，不要超过 6

克。我们知道，正常人 24 小时的排盐量为 3 ～ 5 克，那么在食物中每日补充 5 克盐，就可以满足人体正常需要。而要把每日的吃盐量限制在 5 克左右也不容易，这需要改变一下我们的饮食习惯才行，因为在我国尤其是北方，居民吃盐量普遍偏多，每日在 12 克以上，还有个别地方高达 20 ～ 30 克。要把人们传统吃咸的习惯，一下子改变过来确实相当困难，好在北京、上海等地已有低钠盐上市，如果改吃这种盐相当于减少 1/3 的食盐量。

适当减少盐的摄入量还能帮助你防治高血压，减少心脑血管病的发生，同时使你体重有所下降，达到减肥健美的目的。

13. 减肥者多吃抗氧化食物有何作用

医学研究发现，如果适当多吃抗氧化食物，则可延缓皮肤老化，恢复皮肤弹性，有利于防止皮肤松弛。

减肥，尤其过度、过快减肥，皮下脂肪流失过多，使皮肤失去支撑，容易出现皮肤松弛，失去弹性而形成皱纹。为此，医学家强调，一次减肥不宜过快，注意皮肤护理，延缓皮肤老化。讲究皮肤保湿和防晒，多吃抗氧化作用的胡萝卜、西红柿、苹果、葡萄等食物，以改变皮肤松弛与皱纹形成。

14. 吃含蛋白质食物利于减肥吗

非疾病所致的身体发胖也就是单纯性肥胖症，通常是因食物热量过剩形成的，故控制饮食是减肥的必要手段。控制饮食最重要的方法是减少每天油脂和糖类的摄取量，但蛋白质、维生素和微量元素不能减。

蛋白质不是每天热量的主要来源，却是构成人体器官、激素和免疫物质的主要原料，每人每天蛋白质的需要量是 80 克左右，运动量大的人则多一些。

在动物蛋白中，脱脂牛奶、蛋类的蛋白质是所有蛋白质食物中品质最好的，其原因是最容易消化，氨基酸齐全，脂肪含量少，只要合理饮食，也不易引起肥胖。

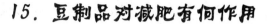

15. 豆制品对减肥有何作用

豆腐干、豆腐丝、豆腐皮等都是豆制品家族的一员，除了能提供优质的蛋白质外，它们还各有各的营养优势。

（1）豆腐容易消化：豆腐是豆制品家族中人们最常吃的，其富含的蛋白质属完全蛋白，容易消化吸收，各个年龄段的人都适宜吃。常吃豆腐有降低血脂，预防心血管疾病的作用。

（2）豆皮补铁补锌：豆皮的铁、锌和维生素 B_1 在所有豆制品中含量最高，热量、蛋白质含量也数一数二。儿童食用能促进身体和智力的发展；老年人食用可延年益寿；产妇食用既能快速恢复身体健康，又能增加奶水。

（3）豆干是"补钙能手"：豆干在豆制品中含钙量最高，蛋白质、铁、锌等矿物质的含量也很丰富，而且比较容易存放。

（4）豆腐脑是"健身豆腐"：豆腐脑又称豆花，是将豆浆浓缩凝固做成的，又被称为"健身豆腐"。性质平和，有补虚润燥、清肺化痰的功效。豆腐脑钙含量高，还含有矿物质和维生素。

（5）豆腐丝维生素 B_2 含量最高：豆腐丝是半脱水制品，在豆制品中维生素 B_2 含量最高。维生素 B_2 是人体必需的营养素，可以促进人体新陈代谢、防止细胞老化。

（6）腐竹迅速补充能量：腐竹中谷氨酸含量最高，为其他豆类的 2～5 倍，具有浓郁的豆香味，常吃能健脑，含有磷脂，能降低坏胆固醇，软化血管，预防老年痴呆。和其他豆制品相比，能量、蛋白质、脂肪、维生素 E 最高。运动前后吃，可迅速补充能量，并提供肌肉生长所需的蛋白质。腐竹热量较高，每次食用不超过 50 克。

（7）豆浆富含大豆异黄酮：豆浆是用大豆浸泡后磨成的饮品，纤维较多，热量和脂肪很低。豆浆富含大豆异黄酮，可减轻更年期女性钙质流失及潮红、头痛等现象。

（8）豆渣有助减肥：豆渣是制豆腐或豆浆时，滤去浆汁后所剩下的渣滓。豆渣具有高食物纤维、高粗蛋白、低脂肪、低热量的特点，肥胖者吃后不仅有饱腹感，而且其热量比其他食物低，所以还有助于减肥。

（9）豆泡不易消化：豆泡也叫油豆腐，是豆腐的炸制食品，富含脂肪、维生素 E、优质蛋白、不饱和脂肪酸及磷脂等，铁、钙的含量也很高。豆泡相对于其他豆制品不易消化，胃肠功能较弱的人慎食。

另外，豆制品家族中还有豆豉、纳豆、腐乳、臭豆腐等，这些发酵豆制品，更易于消化，有助于降低血液中的胆固醇、减少患冠心病的危险，还具有健脑作用。

16. 常喝乌龙茶能减肥

喝乌龙茶之所以能减肥，一方面是它能够刺激胰腺脂肪分解酵素的分泌，另一方面是含有咖啡碱、维生素 C 等，这对降低血脂和促进新陈代谢都很有益处。

饮用乌龙茶减肥，最好在 3 餐前后各喝 1 杯，如配以决明子、山楂等多种中草药，效果更好。

17. 单靠控制饮食有减肥效果吗

新出版的《新英格兰医学杂志》发表一项研究报告称，长期的严格饮食控制对于减肥的效果有限。在坚持 2 年的节食后，超重人群平均减重仅为 2.7～4.5 千克。

这项研究的初衷是要找出三种节食计划——低脂肪饮食、低碳水化合物饮食和地中海式饮食（即高碳水化合物和低脂肪饮食）中的哪一种对于减肥效果最好。然而，对 322 名控制饮食者的跟踪调查发现，尽管在节食的头 5 个月，坚持低脂肪饮食和地中海式饮食的参与者最多减重 4.5 千克，低碳水化合物饮食的参与者最多减重 6.4 千克，但严格遵照饮食计划进行了 2 年的饮食控制后，所有的参与者体重都有所反弹，平均减重不过 2.7～4.5 千克。

但是研究人员指出，除了减轻体重以外，饮食控制对身体还有其他好处。在坚持 2 年的饮食控制后，所有参与者体内"好"胆固醇对"坏"胆固醇的比例都上升了。

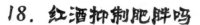

18. 红酒抑制肥胖吗

美国研究人员发现，红酒中有一种化合物可能抑制脂肪细胞生长，因此适量饮用红酒或有助于保持苗条身材。

红酒进入人体后，其主要成分白藜芦醇自动转化为化合物白皮杉醇。经过消化和分解，酒精和白皮杉醇进入血液、"攻击"身体脂肪细胞堆积的部位。研究人员在测试中发现，白皮杉醇"粘上"新生脂肪细胞的胰岛素受体，阻碍细胞生长或粘住其他细胞。新生脂肪细胞尚未累积脂质，需要10天以上才能成为成熟的脂肪细胞，白皮杉醇有足够时间进入人体，抑制脂肪细胞生长。

研究人员认为，化合物白皮杉醇也有助于预防心脏病、神经退行性疾病和癌症。白皮杉醇存在于红葡萄的皮和子以及蓝莓、百香果等水果中。

对红酒爱好者而言，这一发现让他们又多了一个喝红酒的理由。不过，仍要切记适量，不要期待红酒是减肥的灵丹妙药，更重要的是保持健康的生活方式，坚持日常锻炼。

19. 有利于减肥的食物

（1）蔬菜类：冬瓜、黄瓜、芹菜、金瓜、菠菜、竹笋、绿豆芽、豌豆苗、韭菜、白菜、藕、辣椒、番茄、洋葱、青蒜、莴苣、茭白、菜花、萝卜、蘑菇、大蒜、黄花菜、冻豆腐、豆腐渣、山药、魔芋、红薯、茼蒿、银耳、黑木耳、蕨菜、芥菜、菱角、大头菜、苋菜、苜蓿等。

（2）水产类：海带、淡菜、牡蛎肉、紫菜、鱼肉等。

（3）禽蛋类：鸡蛋白、鹌鹑肉、鸽肉等。

（4）水果类：西瓜、柚子、罗汉果、苹果、芒果、猕猴桃、无花果、梨、柠檬、樱桃、菠萝、柿子、橘子、香蕉、山楂等。

（5）杂粮类：燕麦、绿豆、黄豆、红豆、薏苡仁、玉米等。

20. 运动疗法减肥的意义有哪些

饮食疗法是控制热量的摄入，以维持人体正常需要的热量和营养物质，运动疗法则增加热能的消耗，二者相辅相成，才能使热能消耗大于摄入量，达到减肥效果，并长期坚持才能避免减肥后反弹。

（1）增加能量消耗：成年人每日平均能量消耗 8.8 ～ 11.3 千焦（2.1 ～ 2.7 千卡），体力活动能增加机体的能量消耗。在减肥过程中运动疗法比控制进食效果更好，如跳舞、步行、骑单车每小时可消耗热量 8.37 焦（200 卡）左右。不同活动和运动的能量消耗参看附表 4。

（2）减少体内脂肪，加速血脂转化：运动能加速脂肪的动员分解，转化为能量消耗掉，因而是抑制脂肪在体内积蓄的主要措施。美国和日本的学者研究表明每日坚持有氧运动，在消耗热量的同时，可以使体内脂肪减少，而脂肪以外的体重没有减少。运动还能提高血清高密度脂蛋白胆固醇水平，促进血管壁沉积的胆固醇转移分解排出体外，抑制胆固醇的合成，降低血清三酰甘油水平。

（3）减轻胰岛素抵抗，增强胰岛素敏感性：胰岛素抵抗与高血压、高脂血症、肥胖、糖尿病、动脉粥样硬化、高尿酸血症、痛风等一系列临床综合征之间互为因果，形成恶性循环。肥胖与上述疾病呈正相关，肥胖即使未出现 2 型糖尿病，也存在或加重胰岛素抵抗、高胰岛素血症的可能，而运动在加速脂代谢的同时能降低胰岛素抵抗，增强胰岛素的敏感性，降低高胰岛素血症，改善糖代谢。

（4）运动能降低食欲：适当的运动可使 5- 羟色胺水平升高，从而抑制食欲，减少食物的摄入，客观上起到减肥的作用。

（5）运动能使机体能量消耗增加：坚持锻炼能提高基础代谢率；促进许多器官、内分泌和酶系统功能；增加肌肉力量和骨密度，防止骨质疏松；运动可使儿茶酚胺升高，起到镇静、消除精神紧张和忧郁状况；适度的运动还可使老年人心态年轻化、生活自理能力增强，延缓器官退化、延年益寿。此外，有报道运动还可预防乳腺癌和直肠癌。生命在于运动也非常适合于肥胖患者，应鼓励肥胖患者积极参加力所能及的体育锻炼或体力劳动。

21. 运动疗法为什么要选择强度和方式

运动按强度可分为轻度、中度、强度（剧烈运动）。运动的强度是依据运动时的心率来区分的。个人最大的心率 =（220 — 年龄），剧烈运动时的心率为最大心率的70%以上；中度运动时的心率为最大心率的50%～70%；轻度运动的心率为最大心率的50%以下。剧烈运动又称无氧运动，我们主张肥胖患者进行有氧运动，即轻到中度的运动。个人可根据自己的体质、爱好及环境条件选择慢跑、快步走、散步、打乒乓球、骑单车、爬山、跳舞、游泳、跳绳，每天坚持30分钟～60分钟，参加运动锻炼要循序渐进，勿操之过急，运动时要注意安全，防止肌肉、骨骼、关节损伤，运动中或运动后若出现胸闷、胸痛、呼吸困难、头晕等应暂停运动，并寻找原因是否适合这样的运动，若无疾病，再次运动时要降低运动量和强度。对肥胖患者，尤其是中、老年人不主张无氧运动。有心、脑、肝、肾病患者或痛风性关节病损的患者应在医生指导下选择可行的活动方式。

22. 运动够30分钟才能减肥吗

北京第一健身高级私人教练范方杰告诉《生命时报》记者，有些人运动后不瘦反胖，有三点原因：首先，有氧锻炼时间在30分钟以下，是根本达不到减肥效果的。锻炼的前30分钟，消耗的是身体内的水分和糖分，30分钟后才会开始消耗脂肪。水分和糖分减少只能暂时减轻体重，而只有消耗脂肪才能真正达到减肥的目的。这就好比前30分钟花的是钱包里的现金，30分钟后刷卡花的才是银行里的存款。短时间锻炼会使身体内血糖降低，产生饥饿感，锻炼后如果大吃大喝，反而会长胖。其次，是运动方法不科学。运动减肥要有完整的计划，方能事半功倍。最后，运动强度也是影响因素。运动减肥就是促进能量消耗，同样时间的运动，强度大的消耗能量肯定比强度小得多，因而减肥效果更明显。

范方杰建议运动减肥的朋友，每次运动1～2小时，在身体能够承受的范围内，不低于中等强度运动，以中速跑、跳绳等有氧运动为主，再配合适当的力量训练。有的人为了追求减肥效果，一味增加运动时间和强度也是不可取的，那样只会使人无比疲惫，甚至导致失眠。另外，范方杰提醒，减肥期间要多吃蛋清、鸡胸肉等富含蛋白质的食物，以减少饥饿感。

23. 大步慢走能减肥

国家级社会体育指导员赵之心老师有个独家减肥秘诀，那就是大步慢走。大步慢走每天坚持走 200 步，您的体重半年之内能掉二三十斤。

规范动作：把胳膊摆直，步子迈出去，尽可能地迈大，膝关节一点点下落，等到遮住脚尖了，大腿再落下来，再慢慢起来走第二步。

大步慢走是越慢越好。每天坚持走 200 步，根据自己的情况，您可以走 10 步休息一会儿，也可以走 50 步休息一会儿，还可以一口气走完。

24. 慢速长游为什么适合老年人减肥

广州市国民体质监测中心专家、运动医学硕士周同说，慢速长游，是适合老年人的耐久性运动减肥项目。因为水的浮力作用，人在水中的重量只相当于自己体重的 10%，老年人不需费很大力量，就可以在水中运动。而且游泳时身体呈水平状态，各关节承受的压力和拉力比起跑步等运动要小得多。也因为水的浮力作用，人们在水中只能做缓慢的运动，减少了老年人受伤的可能性。

更奇妙的是，"慢速游"还有调节情绪的功效。游泳时水流对全身体表的摩擦和冲击，会形成一种特殊按摩方式，这种自然的抚摸和按压，不仅使全身肌肉得到放松，还会使人心情舒畅，陶醉在大自然的怀抱中，从而得到休息，对改善老年人单调的心理环境、防治老年性抑郁症有积极的意义。

25. 腹部减肥操有哪些

（1）四招甩掉腹部脂肪：减肥的朋友们都知道，腹部上的赘肉是最难减的，每次都是运动到大汗淋漓，可是腹部上的赘肉还是稳如泰山，丝毫没有退却的意思。怎么办呢？下面是几种最减腹部赘肉的运动，持之以恒，就一定会给你带来意想不到的效果。

①蹬车运动。躺在地板上假装蹬一辆想象中的自行车。正确的动作是背部下方压紧地板，双手置于头后。将膝盖提到 45°，双脚做蹬车的动作，左脚踝要碰到右膝，接着再用右脚踝去碰左膝。

②提膝运动。找一把牢固的椅子，坐在椅子的边缘，膝盖弯曲，双脚平放

于地面。收紧腹部，身体微微后倾，将双脚抬离地面几厘米。保持稳定的动作，将膝盖拉向胸部，同时上身前屈。然后将双脚恢复原位，不断重复。

③手臂仰卧起坐。躺下，屈膝，双脚并拢钩住床头。用一条毛巾从后侧绕过颈部，双手各拉一端，收缩腹部，肩部抬起，后背慢慢卷起，再缓缓后仰，几乎挨到床板时继续起身，不断重复。如果你觉得太难，上身只要抬离床板就行了。

④举球运动。仰卧，手里拿一个网球，抬起双手冲着天花板，双腿伸直并拢，双脚上钩。收紧腹部及臀部肌肉，将双肩和头部抬离地面几厘米，以确定球是始终朝上冲向房顶而不是向前。

（2）配合呼吸收缩腹肌：①仰卧，慢举双腿呈 90°，吸气，慢慢下落，呼气。上举下落共做 50 次。腿要伸直，上举时要有收缩下腹部肌肉的感觉，下落时要有对抗下落的感觉。②仰卧，两臂侧平举，掌心向下。双腿屈膝上举近胸，吸气；小腿向上伸直前举，吸气；大腿向前慢慢下落，至脚跟着地，呼气；收缩腹肌，上体挺起，向前弯曲，吸气；上体慢起后倾至仰卧，呼气。以上动作要缓慢连贯，腹肌要控制，以增加动作的阻力。共做 10 次。③深呼吸，收缩与放松腹肌。左手放在腹前，右手放在背后，站立，吸气，紧收腹，同时左手向内压腹部，呼气，逐渐放松腹肌并向前挺起。收缩腹肌群时要逐渐收缩，上体自然伸直，反复做 50 次。

（3）坐姿收腹运动：坐在靠背椅的边上，双手反抱椅背，感觉人体好像要从椅子上滑下去时，放松地弓背，腰部要尽量地贴上椅面。①双脚轮流做踩自行车的动作，此时腿部肌肉要放松，要求一脚向下伸，越低越好，但不能碰到地面，另一脚弯曲向上，越高越好，反复练习，每天要坚持做 20 下。②同上面的姿势，双腿同时向上弯曲，再同时向下伸展，注意腰部不能上顶，应尽量使腹部与胃部收缩，然后再尽量接近，以达到腹部紧与舒的肌肉运动，每天坚持做 20 下。

26．如何按摩腹部巧减肥

腹部是五脏六腑所居之处，不仅有肝、脾、胃、胆、大肠、小肠、肾、膀胱等脏器分布，而且有足阳明胃经、足太阴脾经、足少阴肾经、足少阳胆经、足厥阴肝经和任脉等经脉通过，因而腹部又被喻为"五脏六腑之宫城，阴阳气血之发源"。

中医学认为，脾胃居于中焦，是人体气机升降之枢纽，称为"后天之本，气血生化之源"；而肥胖之人多因痰湿困阻中焦、气机运化不利、脾胃健运失职而发病。揉按腹部可调理气机升降、健脾和胃、祛湿化痰，达到瘦身延年之目的。诚如唐代著名医家孙思邈在《千金要方》中所记载："摩腹数百遍，则食易消，大益人，令人能饮食，无百病。"

摩腹要分清补、泻手法，以左手按逆时针方向绕脐摩腹为补，右手按顺时针方向绕脐摩腹为泻。摩腹可在清晨或临睡前进行，首先排空大小便，取仰卧姿势，全身肌肉放松，排除杂念，意守丹田，先用右掌心贴附在肚脐部，左手叠于右手背上，做顺时针方向按摩，由脐部逐渐扩大到全腹，然后缩小按摩范围，回到脐部。此后，再交换左右手的位置，左手掌贴脐，上叠右手，依前面的方法做逆时针方向按摩，次数不限。按摩时要用力适度，以不引起腹部疼痛或不适即可。

27. 走路高抬腿能消除小肚子吗

长小肚子是很多人都会遇到的问题。这里，健身专家教大家一个高抬腿的走路方法，能充分锻炼腰、腹部肌肉，预防和消除小肚子。

动作要领：走路时，放慢脚步，尽量将腿向高处抬起。为保持平衡，手臂也相应抬高。抬腿同时，要用力收腹，腿要抬高，使大腿与腹部夹角尽可能接近90°。左右腿交换慢走，每次20步，每天走2次。

锻炼作用：高抬腿走能加大腿部肌肉群及腰、腹部肌肉的运动，特别能加强腹斜肌的强度和弹性，坚持锻炼能有助于防止大腹便便，保持健康的体态，同时对预防疝气有一定的作用。

注意事项：进行高抬腿锻炼时应降低行走速度，以保持身体的平衡。抬腿的高度应逐步加大，不要追求一次到位。锻炼强度要因人而异。髋关节有损伤的人不宜进行此练习。

28．怎样做原地踏步的减肥运动

具体做法如下：先挺胸收腹，以脚尖着地，脚后跟一上一下活动，膝盖自然弯曲、伸直，脚尖始终不离地，原地踏步。在原地踏步的同时，双臂前后摆动，摆臂的幅度可大可小，当手臂摆到前面时，应张开 5 个手指，然后爪状收拳。此动作要用力张开 5 个手指，爪状收拳也要有力度。在手脚动作协调时，心中可默数踏步的次数，每次活动 30 分钟，踏步约 500 次。

此活动的好处之一，可以协调人的手、脚、脑，特别是脚尖、手指的张、收、握的活动，有益于心脏；再加上一定的活动量，长期坚持，可保持正常的体重。好处之二，它不受季节、天气的影响，场地也不受限制，只要有立足之地，即可进行。

29．如何消除"将军肚"

（1）"墙操"可防"将军肚"：身体靠近墙壁，双脚分开，与肩同宽。下半身保持不动，让身体往左侧转，使双手能扶住墙，用力吐一口气，再回到原位。然后再做一次，身体向右侧转。反复做 5 ～ 20 次。

（2）拍打消除"将军肚"：中医学认为，人体有诸多经脉，其中一条从上到下贯空穿身体侧面的叫做足少阳胆经，时常拍打这条经脉（即多拍腿的两侧、身体的侧面）就会起到提升营养吸收能力，消除脂肪肝，减小"将军肚"的作用。拍打时，可按照由上至下再由下至上的顺序，以睡前拍打效果最佳。

（3）减"将军肚"分三步：具体操作按以下方法进行。

第一步，平地卷腹。平躺，双膝弯曲，脚平放在地面上。双手交叉置于胸前，腹部发力上身抬起。每天长跑后做 4 组，一组 20 个，组间休息 30 秒。一开始的运动最简单，但贵在坚持。

第二步，抬腿卷腹。身体平躺，双腿弯曲抬起悬空，小腿与地面平行，双手抱头做卷腹。仍然是每天 4 组。此阶段比上一阶段的动作要难，腹部承受更多的力。

第三步，低抬腿卷腹。将腿部向下放，仍保持腾空，离地面几寸距离。双手贴于耳侧，再做卷腹。每天做一组，一组 20 个，如果再加上每天 40 ～ 50 分钟的慢跑，"将军肚"自然就不见了。

30. 晚餐前空腹运动减肥效果明显

运动的确可起到减肥作用，但并不是只要参加运动就一定可以减肥。就运动量而言，不同运动方法、不同时间、不同强度，它们所消耗热量和脂肪都各不相同。比如，进行中等强度的运动，在 30 分钟之内消耗的热量中有 35% 来自脂肪；40 分钟则上升到 40% 以上来自脂肪。此后，随着时间的延长，消耗的脂肪越来越多，1 小时的慢跑所消耗的热量，有大约 48% 来自脂肪。

然而，我们以 100 米赛跑的速度进行运动，像国际比赛那样较为激烈的赛事活动，其消耗的热量几乎全部来自糖类和蛋白质，而不能消耗半点脂肪。因此，这对于减肥（消耗多余脂肪）起不到丝毫作用。又如，我们在清晨做不足 20 分钟的短时间运动，所消耗热量大致来自肌肉中的蛋白质和糖类。所以，这时运动同样不能达到减肥的效果。

但如果晚餐前进行空腹运动，如快速散步或慢跑运动，这时所消耗的热量则绝大部分来自于脂肪，可达到减肥的目的。

31. 瘦腰的方法有哪几种

（1）挺腹后仰可瘦腰：成年男子腰围超过 90 厘米，成年女子腰围超过 80 厘米，就该对自己的健康状况多加注意了。因为研究表明，腰围大小与糖尿病、高血压的患病率关系密切。所以在平时的工作生活当中，应注意腰部的锻炼。在此介绍一种控制腰围的方法。

坐椅子的前 1/3，挺胸挺腹，上身挺直向后慢慢倾，但背部不能靠椅背，脚不要离地，坚持 30 ～ 40 秒。一定要挺腹，否则腰部肌肉会感觉疲劳，动作幅度宜大不宜小，以增强上腹部肌肉（裤腰带以上的腹部）的锻炼效果。

在练习时，上腹部肌肉会因紧张疲劳，有酸、困、胀、热的感觉。长期坚持锻炼，可使上腹肌肉变得紧实，达到瘦腰、减少上腹部赘肉的功效。

（2）少坐多站减腰围：日本医学专家指出，消除啤酒肚要养成良好的运动习惯，平时要少坐着，多站立。站立时的姿势最好是挺胸收腹，双手抱肘，两腿尽量合拢并立，脚尖稍稍前踮，使身体处于比较紧张的状态。每天这样站 30 ～ 60 分钟，对消除啤酒肚会有一定效果。在等电梯、打电话、看电视的时候，都可以有意识地采用这样的站姿。

要减掉肚子上的脂肪,还应将全身运动与腹部运动结合起来,经常参加跑步、爬山、骑车、游泳、打球等体育锻炼,每天定量做仰卧起坐、仰卧抬腿等动作。

32. 隔日慢跑有利于减肥吗

在充分热身前提下,别以为跑得越快,脂肪就燃烧得越多。情况恰恰相反,当你快速跑步的时候,体内氧供应不足,身体在做无氧运动,脂肪不能充分参与燃烧,所以也不能被消耗,运动强度相对低些的有氧运动反而更能促进你体内的脂肪燃烧。

那么,怎么判断你现在的跑步强度属于有氧运动还是无氧运动?最简单的方法是,如果你跑步时感觉上气不接下气,就说明身体在进行无氧运动,如果你跑步时呼吸均匀协调,甚至还可以边和身边人聊天边跑步,而不会感到呼吸困难,就说明你正在进行着最能促进脂肪燃烧的有氧运动。慢跑20分钟时是快速能源消耗得差不多,储备能源脂肪开始调动起来准备燃烧的时候,如果这时候停止运动,就达不到充分燃烧脂肪的瘦身目的。所以,专家推荐的跑步时间是每次40分钟。

虽然慢跑有益于保持健康和瘦身,但专家并不建议天天跑,最好隔一天跑一次。

33. 简易指压减肥术如何操作

简易指压减肥术,是英国富兰克·巴博士经过多年研究推出的迅速有效的减肥法。这种方法,既不需吃药,也不用任何仪器,而且随时随地都可以做,只要利用短短的几分钟闲暇时间即可。

(1)饭前指压嘴唇法:将食指按在人中穴的部位,拇指按在上唇的前端,在10秒钟之内,迅速捏30回。此法可控制食欲,使胃部不再有饥饿的感觉。但此法不宜在公共场所做,易引人注目。

(2)避免吃零食指压法:用手的两个手指前端,指压手腕内侧,由拇指下方慢慢移到小指前方,用左右手均可。此法也可使胃部不再饥饿。

(3)进餐中指压胃法:用食指和中指的指尖、指压胸骨和肚脐之间的中点,在 10 秒钟内做 30 回左右。此法可使胃部充盈，控制饥饿感。

（4）消除紧张而嗜吃的指压法：许多肥胖的人，在紧张或压力大时喜欢大吃一顿，此时可用左右两手互相指压，从食指下方一直压到肘关节，可消除紧张情绪，减缓压力，改变因紧张而急欲进食的不良心理因素。

34．如何做瘦身操

每天花 30 分钟做 4 个动作。

（1）悬空椅子蹲马步

动作：站直，双肩放松。脚趾上翘触及鞋面，使脚部保持平稳。背部直立，臀部下蹲悬空，与坐椅保持 2.5 厘米距离，每次坚持 10 秒钟，再重复动作。注意双膝垂直位置应在脚趾之后，靠臀部肌肉挺直上身。

功效：锻炼大腿和臀部的肌肉，使其变得紧实。

（2）按压桌面蹲伏健身

动作：利用胸腹核心肌肉群，使身体尽量保持在一条直线上；双手按于桌面，肘部呈 90° 弯曲，保持俯卧撑姿势；然后膝部弯曲下蹲 10 次，再做 5 个俯卧撑。动作重复 3 ～ 4 次。

功效：锻炼人体的腹部肌肉，增强骨盆的稳定性。

（3）"商务飞行"法

动作：站直，头部及双肩后拉，保持"完美姿势"；单腿站立，俯身并后抬另一条腿，腿与身体成直线，并与地面保持平行。保持"飞行"姿势 3 秒，然后重复动作，1 分钟后，换另一条腿。

功效：有效训练伏案一族的腿部和腰部肌肉，增强人体的平衡感。

（4）V 字锻炼

动作：保持直立坐姿，呼气，尽量拉抻脊柱，使身体变高，保持几秒钟；之后身体略前倾，张开双臂，呈 V 字形。

功效：这个姿势能防止颈椎下背部疼痛和圆肩驼背。

35. 如何提高睡眠质量以防止肥胖

科研人员通过分析相关研究成果和数据指出，减肥秘诀方中应加上一条新的建议：多睡。睡眠不足的人变胖的风险增加 50%，儿童更是增加 90%。

研究人员发现，一个人若是缺乏睡眠，脂肪组织容易留下，导致更加肥胖。良好的睡眠对于身心健康有很大的好处。我们每天不仅要保障 6～8 小时的睡眠时间，还要提高睡眠质量。下面介绍一些方法以帮助你睡个好觉。

（1）最佳入睡时间：理想的就寝时间是晚上 10 点左右。尽可能避免应酬过晚，晚餐不要过饱，睡前饮水也不能过多。上床前的 2～3 小时内，尽可能不要让自己过于兴奋。

（2）刷牙洗脸擦身：睡前刷牙比早晨刷牙更重要，不但可清除口腔积物，保护牙齿，对安稳入睡也有帮助。看完电视后，洗洗脸，擦擦身，可以使睡眠更舒适、轻松。

（3）选个好枕头：有利于睡眠的枕头既能够维持颈部与头部之间的自然曲线，又不会对颈部造成压力。高度以仰卧时头与躯干保持水平 10～15 厘米为宜，相当于睡者自身拳高。长度应够睡眠时翻一个身后的位置。软硬度宜适中，以稍有弹性为好，使头颈部得到一定的支撑。

（4）梳头：头部穴位较多，通过梳理，可起到按摩、刺激作用，能平肝、熄风、开窍守神、止痛明目等。用双手指梳到头皮发红、发热，可疏通头部血流，提高大脑思维和记忆力，促进发根营养，保护头发，减少脱发，消除大脑疲劳，早入梦乡。据中医界人士介绍经常梳头还可以起到预防脑卒中的作用。

（5）开窗通气：保持寝室内空气新鲜，有助于睡得香甜。风大或天冷时，可开一会儿窗，睡前再关好。注意睡时不要用被蒙头。

（6）洗（搓）脚：民谚曰：睡前烫烫脚，胜服安眠药；睡前洗脚，养人护脚等。中医学认为，脚上有 60 多个穴位与五脏六腑有着十分密切的关系。若能养成每天睡觉前用温水（40℃～50℃）洗脚、按摩脚心和脚趾，可起到促进气血运行、舒经活络、恢复阴阳平衡的作用。

（7）散步：平心静气地散步 10～20 分钟，会让血液循环到体表，使皮肤能在入睡后得到保养。躺下后不要看书报，不考虑问题，使大脑的活动减少，较快地进入睡眠。

（8）先睡心，后睡目：上床后不要吃东西或打电话聊天。看一些内容轻松的书籍和电视节目，使自己的思维和机体尽快放松下来。尽可能不要去思考白天的工作和某些不愉快的事。如果难以入睡，不要一直查看时间，这样会越看越着急，越睡不着。

（9）睡醒后不要懒床：这样有助于机体生物钟形成规律。起床后适当伸展肢体有助于全身肌肉放松和氧气交换。喝一杯温开水，做简单的体操，或沐浴，都有助于迅速恢复精神，让大脑清醒。

（10）睡前不要吃下列食物：含咖啡因食物会刺激神经系统、利尿，是引起失眠的常见原因；辛辣食物如辣椒、大蒜、洋葱等，会造成胃中有烧灼感和消化不良，进而影响睡眠；油腻类食物会加重肠、胃、肝、胆、胰腺的负担，干扰睡眠中枢；易产生较多气体的食物如豆类、大白菜、洋葱、玉米、土豆等，会在消化过程中产生气体而致腹胀不适；饮酒会让睡眠状况一直停留在浅睡期，很难进入深睡期，醒来之后仍有疲乏感。

（11）有助于睡眠的食物：桂圆、百合、莲子肉、黄花菜、牛奶（临睡前饮用约 100 毫升）、核桃肉、大枣、小麦、桑葚、小米等食物都对睡眠有益，可推荐使用。

（12）意念转圈：中医学认为，失眠原因大多是没有调节好阴阳有关。当大自然阴气盛的时候，人就该去睡觉，阳气盛时人就该觉醒。《黄帝内经》曰："夜半而大会，万民皆卧，命曰合阴。"这明确指出，夜半定要在 23 时以前上床睡觉，这样才符合养生之道。但是，有些人会因种种原因躺在床上睡不着，既伤身，又伤神。这该怎么办呢？先躺在床上，让四肢伸成个"大"字，使全身彻底放松下来，包括肌肉和精神。闭上眼睛，将意念集中与眉心间印堂穴，在心里默念"我的头沉了"，隔上 2～3 秒，注意将意念转到右手，再默念"我的右手沉了"，再让意念转到右脚，默念"我的右脚沉了"，接着将意念转到左侧默念"我的左脚沉了"，再接着就是"我的左手沉了"，转一圈后，回到头部，重新开始。这样做的意念引导，就是告诉全身每一处我要睡觉了。意念转圈可防失眠，用意念转圈，能让您在最短时间内放松下来。当躺成大字时，全身的神经、肌肉舒展的面积最大，最利于全身的放松。意念转圈不仅可以应对失眠，还能帮助消除高血压、心脏病的隐患，抑郁、焦虑、烦闷等不良情绪也会跟着消失。

36. 少看电视能减肥并缓解失眠

美国最新研究发现，如果摄入热量不变，但减少看电视时间，成年人就能消耗更多能量。

研究人员对 36 名成年人进行跟踪监测。这些人每天看电视时间至少在 3 小时以上，体重指数在 25 ~ 50，属于超重或肥胖人群。

在接下来 3 周里，研究人员从中随机挑选 20 人，为他们配备电子装置。一旦每周看电视时间达到以前的一半，装置就会自动关闭电视。其余 16 人作为试验对照组。

研究发现，在 3 周试验期内，减少看电视时间的试验对象每天比此前多消耗 119 卡热量，而对照组成员每天则少消耗 95 卡。控制看电视时间不仅为运动腾出时间，还有助于缓解慢性失眠。最新研究显示，慢性失眠也是导致肥胖的潜在因素。

试验结果还显示，少看电视者消耗的热量比摄入热量多，而另外一组则相反。不过，研究人员认为这个结果有一定偶然性。尽管如此，研究人员说，虽然热量消耗数值区别并不显著，但随着时间发展，它对体重的影响会逐渐显现。"稍微改变行为或许就能降低肥胖危险"。

37. 肥胖的心理疗法有哪些

良好的心理能使体内各系统的生理功能保持正常运行，对预防肥胖有一定作用。反之，不良心理、寡言少欢、情绪抑郁，会使心理功能发生紊乱，代谢减慢，加上运动量少，就易造成脂肪堆积，而发生肥胖。

心理疗法可促进节食和锻炼的效果，临床证实，肥胖患者在结束减肥疗程后，如果注重心理调节，可保持原先的减肥效果。但应该说明，心理疗法对所有寻求减肥之道者，也不能都用一个固定的模式。若将心理疗法与节食、运动锻炼配合进行，则减肥效果会大大提高。

（1）自我奖励疗法：肥胖者可利用奖励的办法来坚定自己减肥的决心。奖励的办法多种多样，其中一种做法就是每坚持减肥一天，就往储蓄罐丢一个硬币，奖励自己买喜欢的东西。但是，请记住，千万别往嘴里"奖"食物。同时还可以标新立异，将每点进步具体化。比如，体重每减轻 0.5 千克就往袋子里装上 0.5 千克东西，并时常提那个袋子，看看有多重，这重量就是以前你身上多余的脂肪。对于肥胖儿童，此法最为可行，可以让肥胖儿童写减肥日记，定期称体重，制定自我奖励标准。如果体重减轻了，家长就按照标准进行奖励，但是这种奖励，一定不能与饮食有关。

（2）厌恶训练疗法：施治者运用一些附加条件，使肥胖者对自己的肥胖产生厌恶感，避免过食。比如在冰箱旁，贴上因体态肥胖而遭人嘲笑的漫画；把自己大腹便便的照片置于餐桌上，一边看照片，一边吃饭，让自己面临美味佳肴，正欲狼吞虎咽之时，马上受到反面刺激，以抑制食欲。

对于成人肥胖者在食欲强的时候，只要想到自己因为过食而使体形臃肿，从而易患心脏病、高血压、糖尿病、癌症、猝死等疾病时，就会使得体内消化液分泌减少，大倒胃口，从而不思饮食或不过量饮食，达到节制饮食、减轻肥胖的目的。

（3）借助影响疗法：对于肥胖者来说，应尽量避免单独进食，而应和家人或朋友一起吃。在亲朋好友当中，"聘请几个对自己有影响的"监督员"。这样，他们可以控制你的饮食，既不会让你空着肚子，也不会让你敞开肚皮吃。有时尽管你真心实意地减肥，但也有坚持不下去的时候。此时你应找一个有同样苦衷的减肥者，两个人可以互相鼓励，取长补短，共渡难关。

（4）代替进食疗法："只要想想食物，我们的体重就会增加。"肥胖者常常抱怨。研究者发现有些人想象食物的形象、气味，都会引起食欲。为此，研究者建议用其他行为来代替进食，也许能够消除这种反应。比如作一次轻快的散步，听一首歌曲，或喝一杯水，直到这类想象对食欲不起作用为止。

（5）环境控制疗法：环境控制疗法往往能改变肥胖者的进食心理。如果你常在一个特定的环境里吃东西，比如边看电视边吃零食，久而久之，一看电视就想吃，不管饥饿与否。对此类肥胖者，只要依据下面两条原则来摄食，便可取得理想的效果。第一，只在一定的地方，一定的时间内就餐；第二，不边看电视边进食。

（6）心理转移疗法：心理转移疗法是肥胖者减肥的又一主要减肥法。瘦身专家说，当肥胖者无法摆脱强烈的食欲诱惑时，运用心理转移法，即把注意力转移到另一个具有吸引力的东西或某一项活动上去，这往往有可能使你"拒食"。需要说明的是，转移法的效果取决于转移对象本身所具吸引力的大小。所以，应根据自己的爱好适当选择，吸引力越大，兴趣转移越快，节食的效果也就会越好。

（7）进食速度疗法：如果肥胖者学会了轻松缓慢地吃东西，他就会有时间对所吃的东西加以品尝，并且到时间会自然停止。如果吃得太快，可以让自己吃完一小份后暂停一会儿，然后再吃另一份。这两种方法并非引导肥胖者少吃，而是帮助他们掌握忍耐饥饿的技巧，用这些方法使他们逐渐确定合理的食量。

（8）心理暗示疗法：有资料说，减肥的心理暗示在整个减肥过程中起到重要的作用。根据专家的研究结果显示，如果你说"做不到"某件事，比如减轻体重，你就不会有坚强的毅力，虽然你也很努力了，但只要有一点挫折或失败，你就会半途而废；倘若你具有信心，很肯定地说："我有决心减轻体重。"那么不管时间多久，"苗条"是指日可待的。如果你的体重过重，一定是你的"心理"击败了你，因为身体是依照"心理"的指示而改变的。这种心理暗示的作用在现实生活中随处可见。因此我们说，心理和想象是很重要的，在使用各种方法进行减肥健身时，配合心理暗示疗法，一定会让成功离你更近一些。况且生活中也有人用此法配合其他减肥方法取得了非常好的效果。

（9）社交活动疗法：美国俄亥俄州立大学的研究人员对老鼠进行实验后发现，与那些总是待着不动的老鼠相比，有更多伙伴、更大空间和更多玩具的实验鼠减肥效果更明显。

研究人员说，在兴奋的环境中生活的老鼠，4周后，即使它们的食量增大，它们腹部的脂肪还是减掉了一半。

研究人员认为，社交兴奋感可以把会使人们发胖的"白色脂肪"转化为能燃烧能量的"棕色脂肪"，从而有助于减肥。但"白色脂肪"要转化为"棕色脂肪"很困难，通常需要长期暴露在寒冷的环境中，或激活人体部分神经紧张系统。繁忙的社交生活却能更有效地促使"白色脂肪"转化为"棕色脂肪"。

38. 如何用西药治疗肥胖

在控制饮食和运动治疗下肥胖者在半年内体重下降 < 5% 者应加用药物治疗。

（1）奥利司他：奥利司他可通过抑制胃肠道胰脂肪酶，使三酰甘油吸收减少，30%以原形由粪便排出。常用药量每次120毫克，每日3次，口服。奥利司他能显著降低体重腰围、血压、三酰甘油和增加高密度脂蛋白胆固醇，降低2型糖尿病发病率。有研究表明服用奥利司他3～6个月可使代谢综合征患者发病率下降35%～43.5%。主要不良反应为胃肠胀气，大便次数增多，脂肪便等。避免高脂饮食可减轻副作用。

（2）利莫那班：利莫那班是一种选择性内源性大麻素Ⅰ型（CB1）受体拮抗药，其通过与中枢神经系统的大麻素Ⅰ结合，减少食物摄取并改善尼古丁依赖；与外周组织脂肪细胞内源性大麻素Ⅰ型结合，增加脂联素含量，达到增强脂肪酸氧化和游离脂肪酸的清除，最终发挥戒烟、减肥、调节血脂异常和改善胰岛素敏感性等多重效应。该药增加心率，不升高血压。常用药量5～20毫克/日，不良反应可能增加癫痫发作、抑郁、焦虑、失眠、攻击性倾向等，故美国FDA尚未批准利莫那班上市。有研究表明服用利莫那班20毫克/日，2年后1/3患者体重下降10%，且60%减重超过5%，代谢综合征患病率下降明显，甚至有报道代谢综合征患病率减少51%，同时糖耐量、胰岛素抵抗、血脂异常、腰围均有明显改善。

（3）二甲双胍：二甲双胍可促进体重下降，主要作用部位在线粒体，刺激丙酮酸激酶、脂肪酶、β-氧化和无氧酵解（产生乳酸），抑制脂肪生成酶的表达。二甲双胍引起的体重减轻更大程度上是内脏脂肪的减少。有研究显示，二甲双胍引起的体脂减少约9%，皮下脂肪减少7%，而内脏脂肪减少达15%。二甲双胍其增加胰岛素敏感的作用机制：一是增加外周组织特别是肌肉组织对葡萄糖的摄取和利用。二是阻止肝糖原异生及转化成葡萄糖。三是增加靶器官对胰岛素的敏感性。四是抑制肠道吸收葡萄糖。

此外，二甲双胍还有其他作用：①通过减少极低密度脂蛋白和胆固醇而降低血清胆固醇。②通过抑制小肠胆固醇的生物合成和储存，使低密度、极低密度脂蛋白减少而降低血清胆固醇。③动物实验证实，二甲双胍有抗动脉粥样硬化的作用，减弱动脉平滑肌细胞及纤维母细胞的生长作用。④降低胰腺癌的发生率。临床研究表明，使用二甲双胍较之其他降糖药包括胰岛素，胰腺癌发生率明显减少，最近上海交大附属医院报道二甲双胍可降低肠癌的发病率。大型临床研究资料证实，二甲双胍干预治疗可以预防糖尿病和心血管疾病的发生。常用药量每次0.25～0.5克，每日2～3次，饭后服。缓释片每次0.5～1.0克，每日 1～2 次。有胃肠道反应，肝、肾功能不全者忌用。

（4）噻唑烷二酮衍生物：该类药物在脂肪组织高度表达，对脂肪的分化和胰岛素敏感性具有重要作用，可显著改善胰岛素抵抗，增加葡萄糖的利用，抑制脂肪过氧化和肿瘤坏死因子 -α 的活性。能够逆转肥胖者体内游离脂肪含量下降近 50%，选择性地将脂肪从内脏转移到皮下组织，使脂肪组织重新分布，对肥胖性糖尿病患者及单纯性肥胖患者均有辅助减肥作用。药物常用量，罗格列酮每日 2～8 毫克，分 1～2 次口服。吡格列酮每次 15 毫克，每日 2～3 次，主要不良反应是体重增加 4%～6%，有胃肠反应、乏力、贫血、肝功能异常等。用此类药物前需定期查肝功能，如有异常者勿用。罗格列酮会增加心肌梗死和心血管病死亡的危险，所以有心血管疾病或老年人慎用。服药期间亦需定期查肝功能。吡格列酮有致膀胱癌的可能，有些国家已限制使用。

（5）α - 糖苷酶抑制药：该药主要在肠道抑制 α - 糖苷酶，从而延缓和减少了肠道对碳水化合物的吸收，达到减少血糖和能量的吸收而减肥。目前市场制剂主要是拜糖平和倍欣，经多国研究显示，该药可使糖耐量减低，此外还可使人群心肌梗死危险下降 91%，任何心血管事件的发病率降低 49%，新诊断高血压发病率下降 34%，同时有延缓患者颈动脉内膜中层厚度，降低心血管病的危险。主要不良反应为胃肠道反应，与剂量大小有关，少见有头痛、眩晕、乏力、皮疹、肝功能异常。孕妇、哺乳期妇女禁用。

（6）正处于开发研制或临床观察阶段的新型减肥药物

①瘦素：瘦素是由肥胖基因编码，脂肪细胞分泌的蛋白质类激素。其主要功能是通过影响食物摄入和能量消耗来调节体重。当肥胖基因发生突变时，基因表达减弱，血瘦素水平下降，导致食物摄入增加及能量消耗减少，引起肥胖及糖尿病等。肥胖患者血液循环中瘦素水平普遍增加，但瘦素的脑脊液 / 血清比降低，提示中枢瘦素可能会成为抗肥胖症的靶向药。研究已经证明，利用重组瘦素可使体重下降。

②NPY 受体拮抗药。NPY 受体 Y1 和 Y5 的拮抗药治疗肥胖病都有效。特别是 Y5 受体拮抗药可能会成为抗肥胖的有效药物。NPY 注入啮齿类动物下丘脑室旁核后可刺激摄食和抑制由 Y5 受体介导的产热作用。开发具有良好药代动力学性能的非肽类 NPY 受体拮抗药是很有发展前景的。目前已经发现了一些 NPY 受体阻断药，如 CGP71683A、BIBO3304、BIBP3226 和 1229U91 等，均

具有较强的降低进食和减轻体重的作用。特别是强效、特异性的 Y5 受体拮抗药 CGP71683A 则能抑制多种模式的进食行为。但因不良反应大尚未应用于临床。目前正在研究一些不良反应小的剂型。

③增食欲素受体拮抗药：增食欲素发现于成年大鼠脑内，能刺激大鼠进食，增食欲素 mRNA 表达增加。因而，增食欲素受体拮抗药为治疗肥胖提供了一条新途径。

（7）其他：甲状腺素、同化激素、生长激素、胰岛素样生长因子、中枢兴奋药、儿茶酚胺类药物等亦有减肥作用。

39. 外科手术可用于减肥吗

近年来，国内已开展微创缩胃术，即通过腹腔镜把胃从外表在中间用硅胶带缩成两部分，使之食量减少、易饱，从而达到减肥目的。较之以前胃大部分切除术安全性高，创伤小，效果好，如果为重度肥胖，饮食及药物难以控制，可行缩胃术。此外，胃旁路术、胃成形术、局部抽脂术等在临床上亦有应用。

40. 中医学对肥胖的认识是怎样的

中医学认为，肥胖的形成与先天禀赋、地理环境、过食肥甘、疏于劳作运动、七情过度、脾胃虚衰、痰饮水湿等因素有关。脾胃为后天之本，气血生化之源，主受纳、腐熟、运化、吸收、输布，是维持人体营养物质代谢正常进行的根本。五谷入胃，需依靠脾胃的健运才能转化为精微物质，若脾胃虚损则运化失职，水谷肥甘之物无以化生气血精微，而转变为痰浊积聚体内，导致体态肥胖，故有"肥甘生痰""肥人多痰"之说。

中医辨证根据脾胃不健分为两型。一是脾虚湿阻型。症见水肿、疲乏无力、肢体困重、尿少、纳差、腹满、脉沉细、苔薄腻、舌淡红。治宜健脾益气祛湿。二是胃热湿阻型。症见头胀眩晕、消谷善饥、肢重怠惰、口渴喜饮、脉滑数、苔黄腻、舌红。治宜清热利湿。

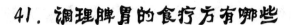

41. 调理脾胃的食疗方有哪些

中医学认为，肥胖大多与体质有关。肥胖的朋友往往属于脾胃阳虚体质，不能正常运化水湿，导致体内产生痰湿，痰湿蕴藏于机体成虚胖体型。这种体质往往表现为身体虚胖，畏寒怕冷，精神委靡，大便常常偏稀，小便多，舌胖大，舌边缘有齿痕。因此，脾胃阳虚肥胖的朋友，可以采用一些食疗方法进行调理，以达到健康减肥的目的。

（1）茯苓薏荷粥：茯苓粉15克，薏苡仁粉30克，新鲜荷叶1张，粳米50克。将茯苓粉、薏苡仁粉和粳米一同煮粥，荷叶撕碎撒于粥面，待粥呈淡绿色加入少许冰糖即可。温热服食。具有渗湿利水、健脾和胃、宁心安神、消脂减肥功效。还可以用赤小豆、芦根、扁豆煮成粥食用。都能达到健脾利水、消脂减肥的目的。

（2）冬瓜鲤鱼海带汤：冬瓜（切片）1 000克，鲤鱼1条，海带20克。鲤鱼洗净，下油锅煎至金黄色后加入适量清水，下料酒、食盐、白糖、姜，熬至半熟，加入冬瓜片和海带熬烂，加胡椒粉调味即可。温热服食。具有清热利水、降脂减肥功效。

（3）绿茶饮：绿茶适量，决明子12克，山楂12克。将决明子、山楂与绿茶一同用沸水冲泡即可。每餐饭前半小时服用。具有清热凉胃、利湿去脂功效。

（4）牛蒡素菜汤：牛蒡半根，白萝卜、胡萝卜各1根，木耳两朵，玉米粒100克，栗子10粒，去核大枣6枚。牛蒡需浸入温水片刻，将水去掉，便不会转黑。将各物洗切好，放入沙锅内，加水炖2小时左右，调味即可。佐餐服用。具有清理肠胃、消积降脂功效。

（5）萝卜冬瓜汤：萝卜250克，冬瓜250克。将萝卜和冬瓜洗净后切成小块，加入适量的水煮熟后食用。具有健脾化痰之功效。

（6）莲子桂圆糊：莲子50克，桂圆肉30克，冰糖适量。将莲子去皮留心，磨成粉后用水调成糊，放入沸水中，同时放入桂圆肉、冰糖，煮成粥。每晚临睡前食1小碗。具有补益脾肾之功效。

（7）茯苓粳米粥：白茯苓粉15克，粳米100克，味精、食盐、胡椒粉各适量。将粳米和白茯苓粉加水适量，熬至米烂。食用时放入味精、食盐、胡椒粉。具有健脾利湿之功效。

42. 治疗肥胖的穴位贴敷方有哪些

（1）减肥散（《刺血疗法治百病》）

组成：半夏、荷叶各 10 克，茯苓、泽泻各 15 克，焦麦芽、焦山楂、焦神曲各 9 克，白牵牛子、黑牵牛子、槟榔各 5 克。

制法：上药共研细末，装瓶备用。

用法：取药末 15～30 克，用鲜荷叶捣烂取汁，或用大黄 15 克水煎取汁，调成软膏，敷于脐部，外以纱布覆盖，胶布固定。每日换药 1 次。

功效：健脾利湿，利水减肥。

主治：肥胖症。

疗效：一般用药 10 日以上，必见功效。

（2）外用减肥方（程氏家传秘方）

组成：番泻叶 15 克，泽泻、山楂各 30 克，油麻槁（又名油草）50 克。若油麻槁暂缺，可用干荷叶 100 克代之。

制法：上药共研细末，备用。

用法：用时取上药末 15～20 克，以红茶水调和成软膏，敷于肚脐上，外以纱布覆盖，胶布固定。每日换药 1 次。

功效：清胃热，健脾运，利水湿，散痰饮。

主治：肥胖症。

疗效：治疗 50 例，连用月余，有效率达 100%。

（3）花黄减肥膏（《外治心悟》）

组成：厚朴花、代代花、枳壳、苍术各 30 克，小茴香、大黄各 150 克。

制法：上药加清水煎 3 次，3 次煎液合并，浓缩成膏，制成 6 厘米 ×6 厘米的药饼装于稀薄布制成的袋内备用。

用法：取药袋贴敷于中脘、神厥（肚脐）穴上，外加包扎固定。15～20 天换药 1 次。

功效：清胃行气，通腑泻下。

主治：肥胖症（胃热滞脾型）

疗效：屡用有效，久用效佳。

（4）白苍佩兰贴（《外治心悟》）

组成：佩兰20克，白芷、苍术各15克，独活、木香各10克，花椒、艾叶各5克，桂枝12克。

制法：上药加清水适量煎3次，3次煎液合并浓缩、烘干，研成细末，装入小布袋内，封口备用。

用法：取药袋贴敷于神厥穴，外加包扎固定。15～20天更换药1次。3～6次为1个疗程。

功效：祛风渗湿，芳香健脾。

主治：肥胖症（脾虚湿盛型）。

疗效：屡用效佳。一般用2或3个疗程可使体重恢复正常。

（5）归芎药袋贴（《外治心悟》）

组成：当归30克，川芎15克，细辛、三棱、莪术各10克，乳香、没药、丁香各5克，冰片（另研粉）3克。

制法：上药加清水适量，煎3次，3次煎液合并，加热浓缩，烘干研粉，制成8厘米×8厘米的药饼，装入薄布制成的药袋中，封口备用。

用法：取药袋贴敷于神厥穴，外加包扎固定。15～20天更换药1次。3次为1个疗程。

功效：活血化瘀。

主治：肥胖症（气滞血瘀型）。

疗效：屡用效佳。一般用1～3个疗程可使体重恢复正常。

（6）外敷大黄膏可治疗腹型肥胖：取大黄适量，黄酒少许。将大黄打碎，研成粉末。将10克的大黄粉用黄酒调成软膏。用热毛巾将腹部敷热。将大黄膏涂抹在腹部的皮肤上，用纱布覆盖。将装有约50℃水的热水袋放在此药膏上热敷10分钟，可每日热敷2次。

43. 如何用针灸疗法治疗肥胖症

（1）针灸疗法能减肥：针灸减肥法是以中医学的经络学说为指导，针灸有关穴位而达到减肥效果。由于针灸减肥操作简便、安全可靠、患者痛苦小，因此很受肥胖患者欢迎。针灸减肥能达到减肥效果的一些科学依据。

①肥胖症患者的身体中过氧化脂质高于正常值。通过针灸打通人体减肥要穴，调节脂质代谢，可以把人体中过氧化脂质含量降低，加速脂肪的新陈代谢，从而达到减肥的目的。

②通过针灸刺激神经调节系统，可以使基础胃活动水平降低及餐后胃排空延迟，并可以抑制胃酸分泌过多，纠正异常食欲，达到不乏力、不饥饿的目的。另外，针刺以后，胃的排空减慢，胃不空了，有饱的感觉，就不想吃东西了。

③肥胖症患者的内分泌紊乱发生率极高，生了小孩的妇女会发胖，并不是营养过剩，是因为生小孩后打破了内分泌的平衡而引起发胖；女性到了45岁左右，内分泌紊乱同样容易引起发胖。内分泌紊乱既可以是肥胖发生的原因，也可以是肥胖症产生的结果。针灸通过调节"下丘脑－垂体－肾上腺皮质"和"交感肾上腺皮质"两个系统，使内分泌紊乱得以纠正，并加速脂肪的新陈代谢，达到减肥的目的。

针灸减肥的方法一般包括体针、耳穴、电针、火针、穴位埋线。患者可根据自身情况选择适合的治疗方法。

（2）针灸减肥并非人人适宜：中医学认为，肥胖症为本虚标实之证。本虚主要以气虚为主，病位主要在脾，针灸减肥是在中医学经络理论指导下，通过针刺特定的经络腧穴，以平衡阴阳、调理脏腑、运行气血、疏通经络从而达到减肥目的的一种治疗手段。如果处于经期中或产后、人流术后恶露未恢复正常的女性，暂时不适合进行针灸减肥。这是因为针灸减肥需要采用腹针中的"引气归元"方，腹针理论认为，人之先天从无形的精气到胚胎的形成，完全依赖于肚脐系统，它拥有一个用于全身调节的高级调控系统，对内分泌系统、神经系统及新陈代谢具有调节作用，但是处于经期中或产后、人流术后恶露未恢复正常的女性，月经量可能会因此增多，患者机体的抵抗能力和调节能力就会受到影响，治疗应该避开这段时间。

目前，非药物"绿色"减肥中的针灸减肥受到许多人的青睐。但并不是每个人都适合针灸减肥，需要经过正规拥有相关资质的医疗机构评估，开出正确的减肥处方后再实施瘦身计划。必须事先按照特定的减肥评估系统，要根据患者的家族情况、个体体质及饮食生活习惯而定。

（3）针灸疗效与季节有关：针灸减肥的效果与季节、气候都有关系。通常春夏见效较快，秋冬见效较慢。这是因为春夏两季人体的新陈代谢功能旺盛，自然排泄通畅，而有利于减肥。

（4）体针减肥处方

处方 1

症见：体质肥胖，上下匀称，按之结实，食欲亢进，丰食多餐，面色红润，畏热多汗，腹胀便秘，舌质正常或偏红，苔薄黄，脉滑有力。重度肥胖者伴有疲乏少气。本证相当于单纯性肥胖中的获得性肥胖。

治法：泻火伐胃，通泻大肠。

主穴：脾俞、胃俞、曲池、合谷、内庭穴。

随证配穴：便秘加天枢、支沟穴；胃中嘈杂易饥，加中脘、梁丘穴；高脂血症加阳陵泉、太冲、丰隆穴。

操作：采用强刺激手法，均用泻法。每日1次，每次留针30分钟，留针期间反复强刺激。

处方 2

症见：体质肥胖，以面、颈部为甚，肌肉松弛，面色苍白，神疲乏力，四肢困倦，形寒怕冷，皮肤干燥，嗜睡健忘，纳呆腹胀便秘，动则少气不足，或见尿少水肿，舌淡苔薄白，脉沉细而迟，多见于继发性肥胖症。

治法：益气健脾，祛痰利温。

主穴：脾俞、胃俞、足三里、关元穴。

随证配穴：尿少水肿加阴陵泉穴；纳呆腹胀加中脘穴；嗜睡健忘加百会、人中穴。

操作：诸穴用补法，中等刺激。每日1次，每次留针30分钟，其间行针数次，或加灸。

处方 3

症见：肥胖以臀、大腿最为明显，肌肉松弛，面色苍白，神疲乏力，喜静恶动，纳谷正常或偏少，稍动则少气不足，易畏寒，或伴尿少水肿，舌质淡有齿痕，苔薄白，脉沉细迟缓。女性以绝经期后或中年妇女长期服用避孕药后为多见。如果为男性患者，常伴第二性征发育不良，乳房肥大等。本症多见于继发性肥胖症。

治法：温肾壮阳，健脾利湿。

主穴：肾俞、脾俞、命门、三阴交穴。

随证配穴：男性肥胖者伴有阳痿、早泄可加关元、中极穴；尿少水肿者加阴陵泉穴。

操作：均用补法，中等刺激。每日1次，每次留针30分钟，其间行针数次，可加灸。

（5）耳针减肥处方：耳针法对减肥也有一定疗效。中医学认为，耳朵与全身经络脏腑关系密切，通过对耳朵上不同穴位的刺激，可达到调节全身功能，治疗疾病的目的。耳针疗法的具体内容包括耳穴针刺、耳穴按压、耳穴压子等。

取穴：口、胃、脾、肺、内分泌穴位。

操作：每次选取2～3穴，每日或隔日1次，每次留针20分钟。或用揿针埋耳穴，胶布固定，4～5天更换1次。或用王不留行按压耳穴，每日餐前或饥饿时揉按耳穴3～5分钟，以有酸、麻、灼热痛感为宜，两耳交替，每3～5天更换1次。

44. 如何用刮痧疗法进行减肥

刮痧疗法，历史悠久，源远流长。刮痧，就是利用刮痧器具，刮拭经络穴位，通过良性刺激，充分发挥营卫之气的作用，使经络穴位处充血，促进局部微循环，起到祛除邪气、疏通经络、舒筋理气、祛风散寒、清热除湿、活血化瘀、消肿止痛的作用。以增强机体自身潜在的抗病能力和免疫功能，从而达到扶正祛邪，防病治病的目的。

所用刮拭器具则根据皮肤粗厚、柔嫩的不同，肌内脂肪丰厚、嫩薄的差别分别选用坚硬、柔软的刮具，并且还可以用手指作刮具。民间常用的刮具有瓷器类如瓷勺、瓷碗边、瓷盘边、瓷酒杯；金属类如铜板、铜币、银元、铜勺、牛角片等。润滑剂则用香油及其他植物油和水、白酒等。

（1）刮痧疗法减肥部位：刮痧减肥胸腹部主要刮膻中、中脘、关元穴。刮痧由上而下。背部主要刮肾俞穴。小腿部主要刮三阴交、丰隆穴。此类减肥穴定位如下。

中脘：取穴时，可采用仰卧的姿势，中脘穴位于人体上腹部，前正中线上，胸骨下端和肚脐连线中点即为此穴。

关元：取穴时，可采用仰卧的姿势，关元穴位于下腹部，前正中线上，从肚脐到耻骨上方画一线，将此线5等份，从肚脐往下3/5处，即是此穴。

膻中：取穴时，可采用正坐或仰卧的姿势，膻中穴位于人体胸部，两乳头之间连线的中点。

三阴交：取穴时，患者正坐或仰卧。三阴交穴位于小腿内侧，足内踝上缘三指宽，在踝尖正上方胫骨边缘凹陷中。

肾俞：取穴时通常采用俯卧姿势，肾俞穴位于腰部，当第二腰椎棘突下，左右二指宽处。

丰隆：五指并拢，小指末节按足外踝最高处（右手按右脚，左手按左脚），一直沿膝盖方向移动，大拇指触到腓骨（鼓起来部分）下，小指尖的位置就是丰隆穴。"丰隆"穴有减少和抑制空腹感的作用。所以，通过对这一穴位的刺激，可以轻松地达到节食的效果。

（2）刮痧疗法减肥注意事项：刮痧时，皮肤局部汗孔开泄，为有利于扶正祛邪，增强治疗效果，刮拭应选择环境，根据减肥者体质选择适当的手法，注意掌握刮拭的时间，重症病人应采用综合治疗。

①刮痧注意保暖。减肥者刮痧治疗时应避风和注意保暖。室温较低时应尽量减少暴露部位，夏季高温时不可在电扇处或有对流风处刮痧。因刮痧时皮肤汗孔开泄，如遇风寒之邪，邪气可通过开泄的毛孔直接入里，不但影响刮痧的疗效，还会因感受风寒引发新的疾病。

②注意刮痧时间。减肥者每次治疗时刮拭时间不可过长，严格掌握每次刮痧不可连续大面积刮痧治疗，以保护正气。减肥者所需刮拭的部位，当经络穴位与全息穴结合应用时，多种全息穴区治疗部位，每次选刮1～2种即可。

③刮痧后饮用热水。减肥者刮痧治疗后饮热水一杯。刮痧治疗使汗孔开泄，邪气外排，要消耗部分体内的津液。刮痧后饮热水一杯，不但可以补充消耗的水分，还能促进新陈代谢，加速代谢产物的排出。

④刮痧后洗浴的时间。减肥者刮痧治疗后，为避免风寒之邪侵袭，须待皮肤毛孔闭合恢复原状后，方可洗浴，一般约3小时。但在洗浴过程中，水渍未干时，可以刮痧。因洗浴时毛孔微微开泄，此时刮痧用时少，效果显著，但应注意保暖。

45. 如何用拔罐减肥

如今，肥胖现象越来越受到社会的广泛关注。对于单纯性肥胖，除了采用运动减肥、抽脂减肥、药物减肥、节食减肥等治疗方法外，还可试试拔罐减肥。拔罐减肥不扎针、不吃药、无痛苦、见效快、易操作，同时还可以改善皮肤色斑、便秘、晦暗无光，缓解失眠等亚健康表现，具有治疗、保健的双重作用。

操作时，根据肥胖者施罐部位不同，选取中号或大号火罐进行操作。腹部取穴为中脘、关元、天枢、水道、大陵、大横、水分等穴，用闪火法对上述穴位反复快速闪罐，约20分钟，直至皮肤潮红。闪罐法有疏通腹部经络气血、促进物质代谢的作用。腰背部采用走罐法，在腰背部涂好刮痧油，将火罐沿脊柱两侧膀胱经缓缓推动数次，以皮肤潮红为度。走罐法可调节相应脏腑功能，以达到健脾除湿、调肠清胃、通腑降脂的作用。另外，局部肥胖可沿上臂（大肠经）、大腿（胃经）、臀部（膀胱经）等区域施行闪罐法。通过拔罐除对相应穴位产生刺激外，其机械刺激还可使皮肤充血、血管扩张、小血管通透性增加，从而促进局部血液循环、加速新陈代谢而达到减肥的目的。连续治疗3天后，改为每周3次。

在操作过程中，要注意待皮肤红润、充血或淤血时，将罐取下；闪罐法注意投火不要接近火罐外口，以免灼伤皮肤，动作要迅速，才能使罐拔紧，吸附有力；皮肤过敏，局部有伤口或炎症、损伤时不要拔罐；走罐前一定要涂上刮痧油或凡士林以免伤及皮肤，若在使用前涂上瘦身精油，拔罐效果会更好。除此之外，还应该做到科学饮食，适当运动，持之以恒。

46. 减肥有哪些中药

（1）中草药：茯苓、荷叶、车前子、泽泻、白术、丹参、白茅根、陈葫芦、桑枝、枸杞子、茶等均有一定的减肥效果。

（2）中成药：防风通圣丸、减肥降脂片、消胖美、轻身降脂片、天雁减肥茶、精制大黄片、三花减肥茶等。

六、减肥的误区

1. 减肥谨防哪些陷阱

天津市医疗卫生机构近期提供的一项统计资料显示，将近50%的人减肥效果不明显。专家提醒，减肥应该警惕健身教练不专业、药物治疗不良反应大、理疗效果不佳、减肥手术风险大这4类"陷阱"。

目前不规范减肥的表现形式：不少健身减肥俱乐部服务不规范，健身机构为压缩成本聘请薪酬较低的业余健身教练，致使减肥者无法接受专业健身指导和运动保护，出现关节磨损、软组织损伤、肌肉拉伤等因过量运动引发的伤病屡见不鲜。不少减肥药物在产品广告宣传上大做文章，如宣传"一针见效"，其实不但治疗效果不好，还因减肥药物不良反应造成损伤，因不少减肥者不能根据自身情况对症选择药品，造成肠胃系统疾病和肝、肾功能损伤。目前一些理疗减肥与局部塑身机构的从业者素质差，其中一些人上岗前只接受过短期培训，入行门槛低，无法提供专业有效服务，不能达到有效减肥的效果。吸脂手术、大肠水疗减脂手术、缩胃手术等减肥手术风险大，术后康复缓慢。调查显示，至少5%的肥胖者在手术后1年内出现并发症，需另行治疗才能恢复。

2. 过度减肥后果严重

东南大学附属中大医院心理精神科主任袁勇贵博士指出，近年来神经性厌食症患者逐渐增多，和社会上"以瘦为美"的审美取向有一定的关联。许多人盲目追求这种时尚，具有明显的歪曲认知，即使周围人认为患者已经非常苗条甚至已经极度消瘦，本人仍然觉得自己不够苗条，坚持节食。

专家提醒：盲目减肥不可取，厌食症后果很严重。神经性厌食症的后果，患者除了体重严重下降以外，由于长期的营养不良和神经内分泌紊乱，会合并非常广泛的并发症，如闭经、多毛、神经炎、肌病、严重心律失常、胃炎、食管炎、贫血、低蛋白血症等，其中严重者可直接导致死亡。而骨质疏松和生殖系统发育不良等并发症将对健康产生持久影响，严重影响患者的生活质量。

因此，青少年应该培养良好的价值取向，即使有必要减肥也应该在专业医师的指导下科学进行，不要盲目节食，以免患上神经性厌食症。

3. 女性过度减肥为什么会引起闭经

近几年来，减肥成了时尚，在妇科门诊时有前来看闭经的女性。减肥为什么会引起月经不调、闭经呢？

女性进入青春期前，卵巢在垂体促性腺激素的作用下开始发育，并产生一定量的雌激素。在雌激素的影响下，皮下脂肪逐渐堆积，并出现月经。适量的脂肪是促进女性发育的重要前提。有资料表明，只有当女性体内脂肪含量达到或超过体重的17%时，才会有月经来潮，换言之，当脂肪含量不足17%时，就可发生闭经；当脂肪占体重22%以上时，女性才能维持正常的月经周期，才有可能受孕。过度减肥会导致体内脂肪含量不足，影响激素的正常水平，以致闭经。

因此，体重正常的女性千万不要随意减肥。已经发生闭经的减肥者，应立刻停止减肥，并采取必要治疗措施，包括恢复正常膳食，使体重和脂肪含量恢复到正常水平，进而促使下丘脑－垂体－卵巢性周期轴的功能恢复，月经将会重新来潮。

4. 为什么说减肥不等同于减重

减肥和减体重是两个不同的概念，前者减的是脂肪，后者减的是水分和肌肉。减脂肪比减体重困难得多。

医学专家指出，目前市场上流行的一些减肥药品大致可分为两类：一类使人不食即饱；一类则会使人泻肚和频繁排尿。二者均能达到让体重迅速下降的目的。减肥者往往以为减去的是脂肪，其实减去成分中多数是水分；蛋白质和脂肪中，脂肪究竟占其中多少，尚需严格的科学试验来证明，遗憾的是多数减肥品缺乏这方面的证据。据有关专家测试，1 000 克脂肪相当于 9 000 卡热量，而人体每天需要 3000 千卡热量，即使不吃不喝，让脂肪充分燃烧，也只能减去 300 多克脂肪。事实说明，真正减去脂肪的速度是相当缓慢的。医学专家同时告诫，减肥药品虽然能让体重迅速下降，但在减轻体重的同时，却会导致营养不良、内分泌紊乱，甚至造成永久性厌食。

5. 为什么食量不等于热量

经常有人埋怨吃得不多却一直发胖。但这些人经常是零食不离嘴，岂不知零食往往是高糖、高脂肪的食物。尽管他们并没有食用过多的米饭或面条，但却有不少人嗜吃巧克力、可乐、果汁、汽水等。要知道这些东西所含的热量很高，如一瓶汽水，就等于半碗饭的热量。

减少摄取热量，但是不一定要减少所吃的食物。少吃一些热量高的食物意味着多吃高纤维、低热量、营养丰富的食物，像水果、蔬菜和谷类食物。现代人普遍的错误观念就是对无脂肪的食物但吃无妨，这是完全错误的。因为无脂肪的食物（尤其像饼干和薯片类的零食）充满了热量。比如说 30 颗瓜子所含热量相当于 10 克油所含的热量，可是大家平常吃瓜子不可能只吃 30 颗。

吃面包也容易肥胖。一片面包相当于一碗饭的热量，如果吃了 3 片面包，就等于吃了 3 碗米饭。再说，吃面包时通常还会涂些奶油，而两小匙奶油，便相当于一碗米饭的热量。少吃肉未必能预防发胖。导致肥胖的关键因素是热量过多，所以即使少吃肉，但吃多了碳水化合物，或吃含糖量高的食物，也会使体内热量增高，脂肪聚积。有些蔬菜和水果所含的热量少，虽然多吃了一些，但不会使人发胖。

由此可见，热量和食量是两回事，如果只减少食量，而吃些热量很高的食物，那么，即使一年都处于饥饿状态，也是不可能减肥的。

6. 减肥的关键为什么不在于节食

人体代谢研究专家指出，减肥的关键不在于节食，而在于那些既能加快新陈代谢，又能控制焦虑感的食物。

想减肥的人不应该节食，胖人的新陈代谢较慢，节食忍受饥饿会使新陈代谢变得更慢，无法起到减肥的效果。专家也反对服用减肥药，他说，使用药物来减少食欲通常会带来其他不良反应，如引起失眠、血压增高等。

专家提出了几点减肥建议：摄入能够带来饱腹感的蛋白质；摄入低糖的碳水化合物；保证充足睡眠和进行体育锻炼。

选择食品时可以偏重奶制品、蛋、肉、鱼和火鸡等不含高糖和高油脂，但相对而言更能带来饱腹感的食品；玉米饼和黑巧克力可以在不引起血液中的糖分增高的条件下补充碳水化合物；同时，想减肥必须在早上而不是晚上补充碳水化合物。此外，还要进行体育锻炼，保持至少 7 小时的睡眠，因为睡眠不足的人新陈代谢慢且焦虑感强。

7. 减肥应走出哪些误区

（1）胡乱吃药减肥：一听到什么减肥药、减肥茶有效，就想尽办法买来吃，也不管是否来路不明、有没有合格证。要知道来路不明的减肥药多为下列成分：安非他命、类固醇，会造成无法弥补的伤害。利尿剂造成脱水。泻药导致肠内菌群的生态改变，让大肠蠕动能力丧失形成永久性便秘。

（2）震动机、碎脂机减肥：震动机、碎脂机从字面上就能看出，这些器材只能把脂肪震碎了，而并非让脂肪消失，击碎的小脂肪还是留在体内，根本不会消失。而且由于分布不均匀，容易产生表皮凹凸不平的现象。

（3）吸烟减肥：很多人会在饭前或空腹时吸一根烟，让胃部感到不适，从而没有胃口吃东西。事实上用吸烟来减肥的人是得不偿失的。这是一种严重伤害健康的减肥法，除了会让肺部受损，空腹吸烟更会让胃部血管痉挛而引发胃炎。

（4）催吐减肥：专家曾把呕吐减肥归类为"极危险"的减肥方法之一。因为呕吐时胃酸会伤害食管、喉咙和牙齿，让人感到全身不适，更会导致皮肤粗糙。如果养成想吐就吐的习惯，很可能会导致贪食症、厌食症。

（5）断食减肥：众所周知，不吃东西肯定不会长肉。但是长期下来，会导致人体营养素缺乏，基础代谢减慢。而且等身体习惯后，即使不吃东西，体重也无法下降。而一旦恢复饮食后，会快速反弹，甚至比原来更胖。

（6）杜绝淀粉类食物：人们通常都认为淀粉类食物里所包含的碳水化合物是让人发胖的主因。完全杜绝淀粉类食物，会导致营养失衡，失去一整天的活力与元气。其实，部分淀粉类食物含有多量的纤维，吃下不仅容易有饱腹感，并有食疗的效果，如芋头、地瓜等。

（7）吃辛辣食物可以减肥：很多人认为吃辣容易流汗，吃一点点即有饱腹感，所以有减肥作用。但是，若长久下去会影响胃部功能，严重者有胃痛甚至胃出血的危险。而且吃太多刺激性食物亦会令皮肤变得粗糙，长暗疮，反而得不偿失。

（8）与脂肪"绝缘"：其实脂肪类食品耐消化，抗饿，进食后可减少对淀粉类食物及零食的摄取，对减肥有积极的作用。特别是含有单一非结合性脂肪的玉米油和橄榄油具有降低低密度脂蛋白的作用，是减肥的理想食用油。

（9）饮水会使身体发胖：其实，饮水不足才会引起人体不断积储水分作为补偿，并使体内更容易积聚脂肪，导致肥胖。饮水不足还可能会引起人体新陈代谢功能的紊乱，致使能量吸收多，释放少。

（10）不吃早餐可以减肥：不少人误以为不吃早餐能减少热量的摄入，从而达到减肥的目的。殊不知，不吃早餐对人体伤害极大，无益于健康，还会影响一天的工作。

（11）持续吃水果可瘦身：虽然水果富含维生素和碳水化合物，但其营养成分较为单一，尤其缺少必要的不饱和脂肪酸和蛋白质。长期单一水果瘦身必然使身体中的蛋白质、矿物质等各项营养成分丢失，身体就会发出危险警报。单一不变的食谱和水果瘦身一样，会减少许多营养物质的摄入，久而久之，身体缺少全面均衡的营养，有害无益。

（12）运动强度越大效果越好：在身体锻炼中不可采取突然加大运动量或突然中断运动。只有掌握因人而异，循序渐进的原则，才能在最短的时间内收到最佳效果。

（13）每次慢跑30分钟就能瘦身：这样瘦身并不科学。实践证明，只有运动持续时间超过40分钟，人体内的脂肪才能被动员起来与糖原一起供能。

随着运动时间的延长，脂肪供能的量可达总消耗量的85%。可见，短于40分钟的运动无论强度大小，脂肪消耗均不明显。

（14）多运动能消耗过量食物：事实证明，觉得吃得多而增加运动量的人，最后的结果只能使体重增加。

（15）紧身衣、桑拿、按摩器可以减肥："减肥紧身衣"和桑拿实质上只会增加身体的排汗，而流汗排出的只是水分，并非脂肪。排汗令体重出现虚幻的下降，一旦喝水便会回复原来磅数。美容院采用的电疗按摩器，原理是透过电流刺激令肌肉结实有弹性，而非直接消耗脂肪，对于要减肥的人来说作用不大。

事实说明，均衡营养配合适当运动是科学减肥的唯一途径。

七、特殊肥胖人群防治措施

1. 如何确定儿童肥胖或超重

儿童单纯性肥胖症是与生活方式密切相关，以过度营养、运动不足、行为异常为特征的全身脂肪组织过度增生堆积的一种慢性疾病，不是先天遗传性或代谢性疾病及神经和内分泌疾病引起的继发性病理性肥胖，而是单纯由某种生活行为因素所造成的肥胖。

判定儿童肥胖的标准有以下几种。

（1）以身高与体重的比例计算方法：有体重/身高，为体重千克/身高(米)^2。

（2）直接以体重计：根据世界卫生组织（WHO）制定的标准来判断。

超重儿：体重超过同性别同身高标准体重的 10%。

轻度肥胖：体重超过同性别同身高标准体重的 20%。

中度肥胖：体重超过同性别同身高标准体重的 30%。

重度肥胖：体重超过同性别同身高标准体重的 50%。

（3）按身高测体重：以同一性别小儿的身高为横轴，体重为纵轴作图，取其体重的第 97、80、50、20 及第 3 百分位数量作 5 条曲线，同一身高小儿体重在第 97 百分位数以上者为肥胖。

（4）皮下脂肪测量：常用测定部位为左上臂三角肌中点，其次为肩胛骨下方（有人用脐周围，或以大腿前侧中点测量），测量后根据正常平均值判定肥胖程度，一般认为超过正常平均值的 2 个标准差为肥胖。

2. 如何及早识别婴幼儿肥胖及儿童肥胖

儿童在任何年龄段都可能出现发胖，但是一般主要集中在 3 个年龄段，即 1 岁前，5 ～ 6 岁和青春发育期。所以，当孩子达到这几个年龄段时，家长应该对孩子的身体格外警惕，定期给孩子量身高、体重，观察有无体重相对于身高出现过重的情况，及早预防肥胖的发生。

很多父母都有这样的误区，给孩子吃得越多，营养越好，自己的孩子就会长得快，长得好。殊不知正是这种营养过剩导致了肥胖的发生。除了上述对身高体重的监测外，从孩子外形上的变化也可以尽早发现孩子的发胖。开始发胖时，孩子的脸往往变大变圆，和身体其他部位不成比例，腹部可能膨出，并且下垂。有些小孩因为体重增长快，在皮肤表面会出现白色或紫色的条纹，多见于上胸部的两侧、下腹部、大腿和臀部。肥胖儿上肢的脂肪主要堆积在上臂，而下肢的脂肪主要堆积在大腿，前臂和小腿的脂肪相对较少，手脚相对显小，而且手指显得尖细些。膝关节内翻（也就是通常所说的 "O" 形腿）较为常见。

另外，男孩子发胖，往往会出现乳腺过度发育，阴部脂肪过多而使男性生殖器显得很小。女孩发胖则可能出现乳房提前发育，或是月经初潮提前。所以，家长一旦注意到这些身高、体重或是外形的变化时，应尽早明确孩子是否出现肥胖，及时采取干预措施。

3. 为什么要关注孩子的腰围

在 "中心型肥胖与慢性病" 媒体论坛上，专家呼吁，儿童腰腹部肥胖应作为重要健康问题引起重视。家长不仅要关注孩子的体重，还要关注孩子的腰围。根据国外研究制定的有关腰围标准，判断腰围是否正常的简便评价方法是：参考腰围 / 身高指数（腰围厘米 / 身高厘米）的数值。腰围 / 身高指数正常值通常为 0.5，即腰围是身高的一半。

4. 怎样分清青春期正常发育和肥胖

孩子在青春期发育的过程中，身高体重往往增长很快，与那些没有发育的同学相比显得块头很大。这些孩子中，有的体重增长是由于非脂肪组织的增长，如肌肉、骨骼等，是正常的青春发育。而有的则是因为脂肪增长太多，是肥胖的表现。

那么，家长们应如何用您的火眼金睛将这些肥胖的小孩从正常生长的孩子中"挑选"出来呢？首先可以计算体重指数（BMI）。如前所说，BMI= 体重（千克）/ 身高（米）^{2}。正常青春发育的孩子拥有正常的体重指数，而肥胖儿童的体重指数会异常升高。另外，测量儿童皮下脂肪的厚度也不失为一种简单有效的方法。让孩子直立，从锁骨的中点向下画一条垂线，再沿着肚脐画一条水平线，找到两条线的交汇处，用左手的拇指和食指放在皮肤上，两指间距 3 厘米，捏起皮肤，用精密卡尺测量皮褶的厚度，这样就可以直接反映皮下脂肪的多少。脂肪多的就是肥胖，脂肪不多的则是正常青春发育。

有证据表明，肥胖的儿童有 40% 会在成年后发胖，而肥胖又和高血压、血脂异常、糖尿病等疾病有密切关系。因此，早期识别青春期肥胖并将它扼杀在摇篮中，对孩子今后的健康有重大意义。

5. 青少年肥胖的危害有哪些

青少年肥胖有极大的健康隐患。一方面，它可能导致成年肥胖。而肥胖是许多心血管疾病、糖尿病等代谢疾病的危险因素。另一方面，还会导致诸多的心理行为问题和社会适应不良。与体重正常的同龄人相比，肥胖青少年更容易情绪低落，形成自卑心理和自闭性格。

此外，青少年肥胖还会导致慢性疾病年轻化。北京大学儿童青少年卫生研究所副所长马军表示，常见于成年人群的疾病危险因素已经向青少年延伸，构成未来公众健康的潜在威胁。我国居民高脂高能量的饮食习惯导致摄入总能量多，由此直接导致了儿童青少年的超重肥胖检出率逐年提高。还有生活方式的变化，生活节奏明显改变、静坐增多，电视与网络游戏流行、日常的身体活动与主动的体育锻炼急剧减少也导致了肥胖的发生。

6. 孩子超重要看医生吗

目前，在肥胖儿童中，约95%属于单纯性肥胖，多是由饮食不节制，长时间看电视、玩电脑，平时缺乏运动造成的。肥胖会对孩子的生长发育造成不良影响，而且现在很多"胖小孩"还患有脂肪肝、高胰岛素血症等成人病。因此，专家提醒家长，如果你家孩子的体重在超重范围内，应及时带他到医院做检查。

12 岁以下儿童的标准体重（千克）是：年龄 ×2 + 8。一般超过 10% 即为超重，超过 20% 为肥胖。由于单纯性肥胖的孩子，通过控制饮食、增加运动量就能取得很好的减肥效果。首先碳酸类饮料、膨化类小食品不要吃；其次增加运动量，简单的方法就是爬楼梯和跑步。有条件的家长可以带孩子去游泳，或到健身房进行系统锻炼，效果会更好。

7. 父母如何帮助孩子减肥

美国科学家最近研究发现，父母可以在日常生活中采取措施帮助孩子减肥。

来自美国明尼苏达州的内分泌专家詹姆斯·莱文，让 15 名 8 ～ 12 岁体重正常儿童和超重儿童戴上传感器，连续 10 天监测他们的姿态和身体活动。结果发现，体重正常的儿童平均每天站立和活动的时间达到 368 分钟，而超重的儿童仅为 282 分钟。超重者一天要比体重正常的人多坐约 2.5 小时。

科学家们先前对动物的研究也表明，某些动物体内可能存在某种"硬件"，能让它们更活跃。莱文认为，这一结论可能也适用于人类——有些人的"硬件"决定了他们闲逛、走路和站立的时间要比别人多很多，也有的人的"硬件"决定了他们的活动量很小。

莱文相信，尽管这种行为上的差异从很小就会显现出来，但并不意味着差异不可改变。为了帮助孩子离开沙发，父母可以买一个便携式踏步机，让孩子一边看最喜欢的节目一边运动，以达到减肥的目的。

父母还可以减少孩子最喜欢的食物的热量，研究人员让 2 ～ 5.5 岁的儿童吃两种不同的通心粉和奶酪，一种脂肪含量低；另一种用加量的黄油和油脂制成。结果证实，孩子们对二者的喜爱程度相同，但吃低脂食品的孩子少摄入了 72 千卡热量，这对他们来说相当可观。

8. 儿童瘦身不能靠节食

现在越来越多的家长意识到肥胖对孩子健康带来的诸多危害，希望能尽快帮孩子瘦身。但儿童减肥，较之成人有更多的注意事项，特别是不要以少吃作为减肥的手段，否则影响孩子的正常发育。

孩子正处于长身体阶段，对各类营养素都有很高需求，食物摄入过少，不能满足孩子正常发育的要求。因此，儿童减肥不要限制进食量，不要让孩子有饥饿感。正确的方法是多给孩子吃热量较低又营养丰富的食物，并鼓励孩子轻松而缓慢地进食，这样有助于避免孩子摄入过多食物。

应注意避免孩子摄入太多淀粉类、油炸类食物和甜食，可以用鱼和豆制品等食物部分替代肉类，用低脂或脱脂奶代替全脂奶，适当多吃些粗粮等粗纤维多的食物。为保持均衡的营养，孩子减肥期间需要多补充胡萝卜素和维生素等各种营养，特别是水果和蔬菜，谨防因为减肥而出现维生素不足。鼓励儿童多进行户外活动。

9. 肥胖儿童可用厌恶疗法吗

对于肥胖儿童可采用厌恶疗法。家长要反复告诉肥胖儿童："吃甜食可以使你的脂肪增厚，使你更加发胖，你会变得既不灵活又很难看，还容易生病。"要求肥胖孩子在想吃甜食的时候，马上想到自己又胖了，更难看了，又有同学取笑了，多难受……使肥胖儿童建立起"一见甜食就厌恶"的条件反射。

10. 给肥胖儿童家长的建议

（1）饮食建议

①让孩子常吃粗粮，如小米、玉米、高粱。

②让孩子多吃深色蔬菜，如菠菜、胡萝卜、西红柿。

③每餐让孩子吃一个水果，加餐食物不妨也选择水果。

④多吃含钙丰富的食物，因为钙能够增强儿童骨质，如脱脂牛奶。

⑤让孩子多吃瘦肉、鸡肉、鱼、各种豆制品。

⑥少让孩子吃糖分丰富或热量高的食物。

（2）锻炼建议

①父母应给孩子树立一个爱运动的榜样，带动孩子享受锻炼的乐趣。父母不妨多与孩子一起散步、捉迷藏等。

②制定一个锻炼时间表，儿童每天至少运动 60 分钟。

③充分利用各种机会让儿童运动，如接力、滑冰比赛等。

④让孩子多爬楼梯少乘坐电梯。

⑤限制儿童看电视和玩电脑的时间。

⑥父母买玩具的时候要考虑那些能够调动孩子身体活动的玩具。

11. 儿童肥胖的防治关键在家长

（1）养成良好的饮食习惯：虽然儿童的肥胖与父母遗传基因、瘦素的缺乏有关，但同时也遗传了一些不良的饮食习惯，如喜食高热量的食物，高脂、高糖、大肥肉饮食，而蔬菜、水果吃得少，不爱吃粗、杂粮。现在都是独生子女，很多小孩不是掌上明珠，就是小太上皇，长辈对小孩疼爱有加。父母双方多数忙于工作，早餐匆匆忙忙，午餐较随便，生怕小孩营养不够，希望自己小孩长得壮一点、胖一点，长得快一点，常常利用晚餐来进补，增加营养，甚至吃夜宵。殊不知，夜晚进食后，很少活动，热量无法消耗，就会转变为脂肪贮存起来，容易发胖。不能鼓励小孩吃零食，肚子不饿不要吃零食，要多饮白开水、矿泉水、少饮甜饮料。父母教导孩子养成良好的饮食习惯，才能减少小"胖墩"。

（2）加强体育锻炼：现在很多小孩上学回来，埋头做作业，作业做完不是看电视，就是玩电脑、玩游戏，有时连挪个位置都舍不得。活动少，即便吃得不太多也会发胖。防止发胖，家长除帮助小孩养成合理的饮食习惯外，还要培养小孩多参加体育活动，如打球、散步、跑步、游泳、跳绳等，既可消耗过多的热量，也可促进骨骼、肌肉及内脏器官的成长发育，小孩身体就会更加结实。而且爱活动的儿童比不爱活动的儿童长得更高。

12. 妊娠期体重过重危机四伏吗

孕晚期是胎儿生长发育最快的时期，胎儿全部的营养尤其是糖分都是从妈妈体内来摄取的，所以如果准妈妈们在孕晚期营养过剩，特别是食量比较大的时候，那胎儿就会生长得很大，造成巨大儿，甚至还会造成分娩时的难产。孕晚期如果体重过重，则常见的并发症可能有：妊娠高血压综合征、妊娠期糖尿病、胎儿宫内发育受限，还有孕晚期产前出血的一些疾病。妊娠高血压综合征主要表现是下肢水肿、尿里出现蛋白，以及血压升高，而且往往是水肿可能首先出现，所以当体重增长过快、下肢水肿逐渐增多的时候，就要警惕是否有尿蛋白或者血压高。过度营养不仅会给母体带来负担，导致妊娠期糖尿病、高血压、胰腺炎的发生，同时也会增加孩子成年后罹患肥胖、糖尿病及其他疾病的风险。

13．孕晚期体重有参考标准吗

妇女在孕期的增重以 10 ～ 12.5 千克为宜。在此范围内增重，婴儿出生时体重可维持在 2500 ～ 3400 克。到孕晚期时，理想的体重是在原体重上增加 11.5 ～ 16 千克，而胎儿出生体重在 3.1 ～ 3.6 千克；孕晚期每周最多增长 0.5 千克是保持母婴健康的最佳体重。

14．孕期体重的"管理"守则有哪些

体重超重易造成胎儿过大，生孩子会比较费力。因此，准妈妈们要少吃面食、甜食，控制体重。在烹调食物时，尽量不采用煎炸做法，选用煮或蒸。下面列举一些孕期体重的控制方法，希望准妈妈们能"管理"好自己的体重，并制定相应营养治疗方案。

（1）水果不要吃太多，更不能用水果代替蔬菜，以免糖分摄入过多。

（2）不要让自己太饿，以免下一餐吃得过多，应少食多餐。

（3）健康饮食，不吃油炸等高热量食品，每天称 2 次体重，掌握体重变化。

（4）情绪焦虑时不要靠吃来解决问题，多和医生或家人聊聊天。

（5）摒弃"孕期不宜运动"的传统观念，适度运动行走。每天坚持散步 1 小时，并创造锻炼的机会。

15．孕妇多运动有助于降低孩子患肥胖症的风险吗

新西兰研究人员发表调查报告称，孕妇经常进行适当的运动锻炼可使孩子

的出生体重不至于过重，这有助于降低孩子今后患肥胖症的风险。研究人员介绍说，经常参加一些适当的有氧运动会使孕妇的身体状况发生变化，这种变化会在某种程度上影响胎儿生长所需的营养供应，避免营养过剩，从而使孩子出生时体重不至于过重。此前多项研究发现，如果婴儿出生时体重过重，今后患肥胖症的风险就会增加。

16. 新妈妈预防肥胖要讲究哪些方法

生活中，大多数女性在怀孕期间所增加的体重，通常在产后 8 个月内会恢复到怀孕前的体重，但是有 25% 的妇女却无法恢复到原来体重，也就是所谓的产后肥胖症。

多数的产后肥胖症，是因为在怀孕期间或是坐月子期间疏于注意控制热量的摄入，使得体重增加太多，导致产后很难恢复回来。在怀孕期间及坐月子期间需要的是养分而不是过多的热量，只要营养成分够，热量不一定要太多。

产后减肥一般在产后 3 个月才开始，因为那时候身体各种生理功能包括月经周期都已经恢复正常了。产后 1 周就可以进行锻炼，刚开始时可以从每天运动 10 分钟做起，以后再逐渐增加运动量，其目标是达到每天 30 分钟的运动量。但是锻炼的时间不宜过长，运动量也不可过大，要注意循序渐进，逐渐增加运动量。活动范围也逐渐由室内转向室外。如果能参加专业人员组织的健美训练效果会更好。

产后，除了腹壁的肌肉松弛外，骨盆底和阴道的肌肉也随之变得松弛。所以，产后健美训练的重点是腹肌和骨盆底的肌肉。

锻炼可以先在床上做仰卧位的腹肌活动和卧位的腰肌活动。仰卧时，双脚伸直，脚尖并拢，做屈伸足趾动作，然后以踝部为轴心，向内及向外活动两脚。然后可以作提肛运动，使肛门交替收紧、放松。仰卧起坐是强健腹部肌肉的重要措施。练习时取仰卧位，双手抱头或平放于腰部，上半身坐起，然后躺平。仰卧起坐要根据自己的身体素质进行，开始时每天做一两次，每次完成几个动作即可，以后可以增加动作次数。也可以做腰背运动，也适合于健美训练。可取仰卧位，髋和腿略放松，分开稍屈，脚平踏在床上，尽力抬臀部及后背，然后放下。也可以取跪姿，两膝分开，肩肘垂直，两臂平放在床面，腰部左右旋转。

月子过后,还可以参加室外运动,其中最好的项目是散步,每周坚持走4次,每次半小时以上,行程不少于2公里。如果社区内有体育锻炼设备,也可以积极使用。

产后肥胖的减肥方法仍是以饮食及运动为主,如果无效,再加上药物。饮食方面,做到低热量及低油脂,同时可以不限量地多吃高纤维的青菜。而蛋白质的摄取量可以比平常没有减肥时增加一些,另外还要补充维生素及钙质等,原则上热量摄取一天容许 1200～1400 千卡,如果是在喂母乳者,可以每天多增加 500 千卡的热量。

17. 产后减肥法宝是什么

对于产妇来说,能否恢复自己孕前的身材恐怕是非常关注的事情,若想产后恢复好,其实早在孕期就应该注意了,孕期要选择高蛋白质低脂肪的食物,如鸡蛋、牛奶、鱼肉、鸡肉、豆类、海产品等,蔬菜、水果要适量食用。

哺乳期结束后恢复身材关键就是膳食七分饱,运动要做好。

(1)膳食七分饱:是指每顿饭只吃七分饱。大多数产妇在产褥期间,只需要稍稍注意饮食都会达到一定程度的减轻体重。在食物的选择和搭配上,既要营养,又要低热量,适合的食物包括奶类、蔬菜类、豆类等。

(2)运动要做好:是指在控制饮食的同时需要配合运动。运动的主要目的是塑形,饮食的合理搭配可以减轻体重,而运动就是要雕塑体形。运动项目首选瑜伽,因为相对运动较静态,适合刚刚恢复的产妇们,而且塑形效果好。

18. 产后如何做到哺乳减肥两不误

大多数产妇都会在产后面临哺乳和减肥两大问题,怎样才能保证乳汁营养充足,又能恢复身材呢?这需要科学饮食并坚持锻炼。

(1)增加鱼、禽、蛋、瘦肉及海产品的摄入:乳母每天应增加总量 100～150 克的鱼、禽、蛋、瘦肉,其提供的蛋白质应占总蛋白质的 1/3 以上。素食者可多食用大豆类食品,如豆浆、豆腐以补充优质蛋白质。这些食物热量低而营养丰富,能够保证哺乳需要。此外,乳母还应多吃些海产品,对婴儿的生长发育有益。

（2）适当增饮奶类，多喝汤水：乳母每日若能饮用牛奶 500 毫升，则可从中得到约 600 毫克优质钙。对那些不能或没有条件饮奶的乳母，建议适当多摄入虾皮、大豆及其制品，以及芝麻酱及深绿色蔬菜等含钙丰富的食物。必要时可在保健医生的指导下适当补充钙制剂。此外，鱼、禽、畜类等动物性食品宜采用煮或煨的烹饪方式，促使乳母多饮汤水，以增加乳汁的分泌量。

（3）哺乳期食物多样化，不过量：有的地区乳母在哺乳期膳食单调，大量进食鸡蛋等动物性食品，其他食品如蔬菜、水果则很少选用。要注意纠正这种食物选择和分配不均衡的问题，保持哺乳期食物多样充足不过量，以利于乳母健康，保证乳汁的质与量，以及持续地进行母乳喂养。

（4）科学锻炼，保持健康体重：哺乳期妇女除注意合理膳食外，还应适当运动及做产后健身操，这样可促使产妇机体复原，保持健康体重。同时，减少产后并发症的发生，坚持母乳喂养有利于减轻体重，而哺乳期妇女进行一定强度的、规律性的身体活动和锻炼不会影响母乳喂养的效果。

19. 正常体重女性为什么不可盲目减肥

目前，妇科门诊时有前来看闭经的少女，年龄大都集中在 15～20 岁，她们都有减肥的经历。减肥使体内脂肪含量不足 17% 影响激素的正常分泌，导致性周期功能失调而出现闭经。生育年龄妇女减肥也可因脂肪含量过少而致月经紊乱或闭经。减肥引起的闭经时间过长，卵巢受抑制加重，会导致子宫萎缩、卵巢功能恢复困难的严重后果，并可丧失生育功能。

专家提醒，正常体重的女性不要随意减肥，更不要听信广告盲目减肥。已经发生闭经的减肥者，应即时"悬崖勒马"，采取必要治疗措施，包括恢复正常膳食，使体重和脂肪含量恢复到正常水平，进而促使下丘脑－垂体－卵巢性周期轴的功能恢复，月经将会恢复。科学的减肥方法是长期的行为疗法，改变不良饮食习惯和生活方式，控制饮食、合理膳食结构、加强体育运动，使热量摄入得到合理控制，增加热量消耗，从而达到减肥的目的。

20. 女性盲目减肥对肺部有何影响

不少女性并不肥胖，但由于过度追求苗条而盲目减肥。过度减肥会导致营养缺乏，威胁肺部健康。蛋白质对肺部功能有重要的影响。首先是免疫力。中医讲肺为娇脏，各种有害气体、风寒也是犯肺为先。而增强免疫力，蛋白质至关重要，如果长期缺乏，将导致免疫抗体减少，免疫细胞活性下降，免疫器官萎缩，大大降低免疫功能。而一旦感冒，肺也就首当其冲了。其次，在肺部含有各种抗氧化酶，现代营养学研究表明，如果因蛋白质缺乏造成的营养不良，将导致肺抗氧化酶形成减少，肺部清除自由基及各种有害物质的能力减弱，那么也就大大增加了肺的疾病风险。

这仅仅是从预防的角度，对于肺病的治疗，蛋白质的充足摄入也是一个重要的饮食原则。

其实现代营养学研究表明，蛋白质营养不良对多器官疾病都有深远影响，如胃病、肝病等。而疾病预防，蛋白质仅仅是一个重要方面，还有更多综合的营养因素，缺一不可。

21. 当减肥遇到生理期怎么办

生理期是女性的特殊时期，在这个阶段女性的身体处于比较脆弱的阶段，所以在这个阶段绝不要为减轻体重而节食或过量运动。生理期节食会造成身体消耗过度，轻者引起身体虚弱、抵抗力降低，重者会影响血液循环，甚至引起贫血、月经周期紊乱，处于发育期的女孩还可能影响到未来的生育。此外，生理期不正确的节食减肥不但不能减轻体重，还会造成身体新陈代谢变慢，影响日后的减肥效果。

那么，生理期间该如何饮食呢？首先，在生理期间不必过于计较摄入的总热量，因为身体会较平时更多地消耗热量，所以比平时增加食物量是必然的。其次，适当补充一些补气血的食物，如牛奶、豆浆、苹果、豆腐、桂圆、大枣、黑木耳等。这些食物营养丰富，是减肥期遇到生理期的良好食物。再次，生理期不要食用过凉的食物，虽然凉拌菜热量很低是有利于减肥的食物，但生理期间食用过凉的食物会诱发和加重月经期的不适感。

生理期过后的1周内新陈代谢变快，激素水平变平稳，情绪也趋于稳定，所以在这一周内可以减少碳水化合物的摄入，食物中增加蔬菜、牛奶、豆制品的比例，并且适当增加运动量就会得到事半功倍的减肥效果。

22. 女性中年发胖晚年更易患病吗

美国一项最新研究成果显示，在 50 岁左右开始发胖的女性晚年保持健康的几率将大为降低。研究人员在对 1.7 万多名女性进行长达 20 多年的跟踪调查后发现，与身材苗条女性相比，中年过度肥胖的女性晚年保持健康的几率会降低约 79%。此外，无论 18 岁时是否超重，能保持稳定体重的女性比逐渐发胖的女性拥有更好的健康状况。研究人员指出，若女性在成年后维持健康体重，她们晚年享受健康生活的几率就可以大大增加。

23. 女性减肥期间如何巧吃甜食

"爱美之心，人皆有之"这句话尤其适合追求完美身材的当代女性朋友。但很多女性都爱吃零食，尤其爱吃甜食。如何才能既满足嘴巴的愿望，又不影响减肥呢？

（1）零食选择要讲究：甜食的种类很多，通常我们常见的甜食分为三大类：糖果饮料类、奶油饼干类和水果奶品类。

①糖果饮料类。大多是由葡萄糖或者麦芽糖制成，所含能量很高，如果长期选用此类甜食是容易长胖的，不过在减肥期间血糖偏低的特殊情况下少量吃也是可行的。

②奶油饼干类。通常是由人工黄油制成，其中不仅含糖量高，并且脂肪含量也很高。所以，这类甜食是最容易长胖的，在减肥期间这种食品尽量不要摄取。

③水果奶品类。含糖量不高，并且水果中富含膳食纤维，奶品也是摄取钙质的良好来源，减肥期间是可以吃这一类食物的。

（2）甜食摄入需注意：之所以称之为甜食，就是因为这种食物中富含糖类。糖类有一个特性，它给人体提供能量的速度很快，并且消耗速度相对脂肪和蛋白质也是最快的。所以，如果想摄入甜食，必须要选对摄取的时间。上午摄取更健康一些，因为上午吃完甜食，它给人体提供的能量可以在接下来一天的时间内充分的消耗，减少了能量在体内的蓄积，有利于减肥。

（3）控制总量是关键：减肥的主要原则就是总消耗量大于总摄取量。因此，即便有了甜食种类的选择、摄入时间的注意，但是，如果在总摄进量上不加以控制，毫无顾虑地去大量摄入甜食，也很难实现减肥。因此，如果在减肥期间

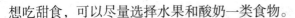

想吃甜食，可以尽量选择水果和酸奶一类食物。

有了以上这三条原则，相信女性朋友既能满足对甜食的需求，又能使减肥过程获得成功。

24. 更年期女性减肥应谨慎

面对市面上层出不穷的各种减肥方法和减肥机构，我们又该如何选择呢？专家认为，更年期由于身体功能开始下降，因此不适合轻易加入减肥行列，更不要单纯节食减肥或用药物减肥，而应更多地从调节人体功能入手。

对更年期女性而言，往往容易由于各种原因导致全身疼痛、关节疼痛、心慌、注意力不集中等症状，因此很难保证日常活动的运动量，想通过运动减肥根本不现实。而如果使用药物减肥，则很可能导致比肥胖本身更严重的后果，抛开减肥后容易反弹不说，大多数减肥药都含有利尿药、泻药、食物抑制剂、神经类药物等违禁药物成分，这往往会造成血脂、血糖代谢紊乱，腹泻，血压升高、心率加快，甚至脑卒中、神经损伤、记忆力受损等严重后果。所以，更年期的女性减肥应谨慎。

25. 女性减肥有助于降低患癌症的风险吗

超重或肥胖的女性停经后要开始减肥了，据发表在最近出版的《癌症研究期刊》上的一项研究称，即使是体重减少不多，也有可能会明显降低体内发炎反应，进而减少患几种癌症的风险，包括乳腺癌。

研究人员说，该研究结果的关键是饮食，尤其要与运动相结合。很少有人只靠运动就能减少大量的重量，甚至是每天运动长达1小时，一年后平均也只能减少3～4磅。

研究人员建议，超重的妇女应开始运动，密切注意吃什么及吃多少，并记录下来，以达到每周1～2磅的减肥目标。不过，最好在医生的帮助下做这件工作。

26．男性为什么要防婚后 "发福"

很多已婚男性都有这样的经历：在结婚前体重正常，可一旦结婚，体重就直线往上蹿。其实，这与已婚男性的生活方式发生显著变化有关。

在单身的时候，男性会参加各种朋友间的活动。同时，为了寻找理想的伴侣，会花不少时间通过健身塑造良好的体形来增强自身吸引力。而婚后，男性的生活方式不能像以前一样，而是一下班就赶紧回家，去迎接丰盛的晚餐。由于活动量减少，基础代谢率降低，机体维持日常活动所需能量随之减少。此时，如果不减少摄入的能量和不注意锻炼，多余的热量就会转变为脂肪。此外，婚后男性多了一份家庭重任，思想压力会比较大，而这会导致人体肾上腺糖皮质激素的增加。肾上腺糖皮质激素分泌过多，会改变人体内脂肪组织的分布。此时，这种激素在短期内会把大量其他部位的脂肪转移到腹部脏器周围和腹壁上。那么，男性应该如何抵御婚后 "发福" 呢？

（1）改变运动方式：在婚前，男性一般喜欢参加篮球、足球等集体运动。结婚后由于生活方式的改变，运动方式也要随之变化。建议参加一些夫妇共同参加的运动，如晚餐过后，不要坐在沙发上看电视，最好一起散步；在双休日，进行一些乒乓球、羽毛球等双人运动。这样既增进了夫妻情感，又锻炼了身体。

（2）合理控制饮食：吃含低脂肪（控制在 25% 以内）、低蛋白（15% 左右）和较多碳水化合物（55% ～ 65%）的食物；同时要明确自己的饭量，每顿吃七八成饱即可；尽量把晚餐的量控制下来；含糖或含脂肪较多的食品属于限制选择的零食，可选择蔬菜、水果作为零食；注意选择含糖量低的茶水、矿泉水、白开水止渴和补充水分。

（3）宣泄情绪压力：应当把休息和工作的时间明确分开。在闲时，不妨和妻子看一次浪漫的电影，或到曾经恋爱的地方走走。如果有压力，及时向妻子倾诉以获得心理支持。

27．肥胖老年人运动时如何护好腰

合理的健身活动有利于老年人的身心健康，但对体型偏胖的老年人而言，必须注意：运动时一定注意护好腰。

体胖老年人锻炼时要做好热身活动，尤其不要一起床就练。可先慢走 3 ～

5分钟，边走边甩手臂，再前屈后伸及转动几下腰部，再用双拳或双手揉腰，这样可以有效促进血液循环、改善肢体张力。转腰时两手叉握腰部，上身稍向前，腰部慢慢做左右扭摆动作，动作要小，轻松柔和，且要由柔到强，逐渐加快，逐步适应。腰部前后左右弯曲要适度、量力而行，不可过度，以腰部感到发热为度。另外还可以配合做10分钟扩胸运动、向后仰腰、向上牵拉等。

生活中老年人还可选择中等硬度的床垫，可适当加厚，这样睡觉时，腰肌能得到充分的休息。

28. 为什么肥胖老年人夏季饮食宜清淡

对于体胖老年人来说，吃多了喝多了，绝对不是撑得难受那么简单，还可能诱发一些严重的疾病。例如，暴饮暴食引起的重症急性胰腺炎就十分危险。急性胰腺炎虽然没有明确的高发年龄段，但中老年人占了相当大的发病比例，一来他们中不少人患有糖尿病、高脂血症、高血压、胆囊结石等慢性疾病，而这些基础性疾病是导致胰腺炎急性发作的"温床"。二来他们年老体弱，本身消化功能就不足，饮食不当时则容易诱发该病。

夏季是急性胰腺炎发作的高峰季节。部分老年患者因个人体质原因，一起病就是重症急性胰腺炎，病情十分凶险，如果抢救不及时，非常危险。

因此，有相关病史的老年患者，如高脂血症、高血压等，应该坚持饮食清淡、限酒、避免辛辣和热性较大的食物，积极锻炼身体，控制体重。此外，以前患过胆囊炎、胆囊结石一类疾病的老年患者，在没有治愈的情况下，更要注意饮食和休息，避免发病。

29. 体胖的糖尿病老年人如何减肥

糖尿病患者中体形较胖的老年人，不能指望自己一下子变瘦。就像一口吃不成个胖子一样，减肥也需要时间，只有通过平衡饮食和锻炼，才能逐渐达到减肥的目的。老年糖尿病患者在减肥时，应注意以下几点。

（1）老年肥胖往往合并疾病较多，应以治疗疾病为主，减肥的目的在于更好地控制疾病。

（2）老年人减肥，要有充足的心理准备，不要急于求成，避免时停时行，一定要有毅力。首先要制订一个计划，使之既能减肥，又能健体，有助于改善老年人的体质，进而预防各种疾病的发生。减肥应采取循序渐进的方式，患者体重减轻的速度以 1～3 个月减重 1～2 千克为宜，在减肥过程中以患者不感到饥饿、疲劳为佳。

（3）饮食减肥不要采用快速减肥法，也不要偏食，尽可能在营养师的指导下，选择适宜的减肥食谱。

（4）在运动减肥开始时，运动量不要过大，应从散步开始，逐渐加快步伐，适应后再选择其他适合自身条件的运动减肥方式。

（5）药物治疗需要选择不造成体重增加的药物。患者如果选择传统的磺脲类药物，则有可能引起体重的增加，同时在治疗过程中会出现低血糖；如果选择诺和龙及二甲双胍，将不造成体重的增加，还能全面控制血糖，减少低血糖的发生。

30．"肥胖族"快步走可防糖尿病吗

美国研究人员通过对 7 万多名 40～65 岁的女性受试者跟踪调查后发现，步行速度对预防糖尿病起着重要作用。一般步速的妇女或轻快步速的妇女与步速慢的妇女比较，患糖尿病的相对危险度分别是 0.86 和 0.59。其中，步速最快人群患病风险降低 41%。

所以，建议"肥胖族"每周可以进行 3 天以上中等强度的快步走，每天坚持 20～60 分钟，每周总时间为 150 分钟以上。

31．如何制作能消啤酒肚的"爸爸汤"

嗜饮啤酒者，除了长出一个"啤酒肚"外，由于腹部长年受寒气所侵，也间接造成了脾胃受湿。在香港等地有一种用中药配制而成的"爸爸汤"，堪称啤酒肚的克星，该汤不仅能去小腹寒气，消除腹部脂肪，还有暖中除寒和减肥的作用。

食材：水芹菜 200 克，鲫鱼 1 条（约 500 克），姜少许。
中药：制香附 5 克，香砂仁 5 克，淮山药 3 克，枳实 3 克。

制作：鱼刨净去内脏后洗净，用生油起锅，煎至微黄约八分熟后待用。芹菜及各种药材先用 10 碗水煮沸 20 分钟后，加入鲫鱼同煲约 2 小时即可。若无水芹菜，单用鲫鱼也可，且口味视个人适当调味。

八、肥胖治疗新进展及肥胖的预防

1. 什么是脂肪代谢"控制器"

在很多时候，导致肥胖的原因不仅仅是吃得过多和缺乏锻炼。身体里的某种物质出了问题也会造成身体储存更多脂肪和燃烧的能量减少。但那是什么物质呢？美国桑福德－伯纳姆医学研究所提出了一项新理论——一种名为 p62 的蛋白质。

据研究小组在 2012 年 12 月 21 日出版的美国《临床检查杂志》月刊上发表的一项研究结果说，如果脂肪组织中缺少 p62，那么人体的代谢平衡就会发生改变——抑制"好"的棕色脂肪，偏爱"坏"的白色脂肪。这项发现表明，p62 可能有望成为控制肥胖新疗法的靶标。

有关人员在最近的研究中着手查明在没有 p62 的情况下导致肥胖的具体组织。他们培育了几种不同的老鼠模型，每种模型都只有一个器官系统没有 p62，比如中枢神经系统、肝脏或者肌肉。在所有情况下，老鼠都正常。它们不像体内完全没有 p62 的老鼠那样发生肥胖。

随后他们培育了一种只有脂肪组织没有 p62 的老鼠模型。这些老鼠发生肥胖，就像所有组织中都没有 p62 的那些老鼠一样。通过进一步研究，研究人员发现，p62 阻碍一种名为 ERK 的酶的活性，同时活化另一种名为 p38 的酶。在没有 p62 的情况下，棕色脂肪中的 p38 活性降低，而白色脂肪中的 ERK 更加活跃。因此，p62 是正常脂肪代谢的"主调控器"

2. 科学家发现了肥胖基因的"总开关"

英国科学家发现，人体内有一个与糖尿病和胆固醇水平相关的基因"总开关"，可以控制其他部位脂肪里的基因。这一发现有助人们研究出治疗肥胖相关疾病的更有效药物。

他们认为，脂肪在人体对肥胖、心脏病和糖尿病等新陈代谢疾病易感性方面起关键作用，因此找到其中的调节基因可能有助研究对抗这些疾病的新方法。

科学家们从 800 名英国女性双胞胎身上提取皮下脂肪样本，分析其中超过 2 万个基因。他们发现，一种名为 KLF14 的基因与皮下脂肪内多种基因水平有关，这表明，KLF14 是控制这些基因的"总开关"。这些受 KLF14 控制的基因与新陈代谢特点，及身高、体重指数、肥胖、胆固醇、胰岛素和葡萄糖水平有关。

接下来，科学家分析从冰岛人身上提取到的 600 份基因样本，进一步肯定了这一发现。

3. 肥胖与肠道菌群有关系吗

国际微生物生态学领域的顶级学术期刊《国际微生物生态学会会刊》日前刊载我国学者研究成果，第一次确定了肠道细菌与肥胖及糖尿病直接相关。

研究团队为了了解肥胖患者肠道菌群的改变，他们在一位体重达 175 千克的肥胖者肠道里发现了过度生长、占总菌量 1/3 多、可以产生内毒素的条件致病菌阴沟肠杆菌。经过特殊设计的营养配方干预之后，这种病菌很快下降到检测不出来的水平，与此同时患者的体重在将近半年里也下降了 51.4 千克，高血糖、高血压和高血脂等症状也恢复正常。

通过实验研究，阴沟肠杆菌是第一个被证明具有引起肥胖能力的细菌。这一研究成果为肠道菌群参与人体肥胖发生和发展的"慢性病的肠源性学说"提供了最直接的实验证据。

4. 泛素连接酶 gp78 调控脂质代谢的机制是什么

我国科学家揭示泛素连接酶 gp78 调控脂质代谢机制为治疗肥胖等提供新

途径。2012 年 8 月 3 日，国际权威学术期刊《细胞代谢》在线发表了中国科学院上海生命科学研究院生物化学与细胞生物学研究所宋保亮研究组与李伯良研究组的最新研究成果，揭示了泛素连接酶 gp78 调控脂质代谢的机制，为治疗肥胖等一系列代谢疾病提供了新的途径。

gp78 作为一个泛素连接酶，能调控胆固醇代谢过程中的一些重要蛋白质的降解。

泛素连接酶，是将泛素分子（一种小蛋白，它的主要功能是标记需要分解掉的蛋白质）连接到目的蛋白质，使其被降解的酶。由于肝脏是脂质代谢的重要器官，为探究 gp78 的生理功能，宋保亮研究组与李伯良研究组在小鼠肝脏中特异性消除了 gp78 基因。

博士研究生柳童斐等研究发现，gp78 基因缺失的小鼠消瘦，脂肪含量减少，能够显著抵抗高脂饮食和年龄诱导的肥胖，并且表现为胰岛素敏感性增强。其分子机制在于一方面减少了胆固醇与脂肪酸等脂质合成，另一方面促进大量葡萄糖和脂肪酸等营养物质的消耗。这项研究发现了脂质合成与能量代谢之间的联系，并提示 gp78 可作为治疗肥胖、糖尿病等代谢疾病的靶标。

5. 什么是微创胃减容减肥手术

这几年，一种新的外科手术治疗肥胖症——微创胃减容减肥手术，在国内越来越引起重视。它通过腹腔镜微创手术，将一个软的球囊（可调节胃束带）环绕在胃的上端，在胃中形成一个小的胃囊及一个可调节的出口，使患者吃很少的食物即可感到饱足，自然而然地限制饮食量，从而达到减肥的目的。

6. 白领职员如何预防"过劳肥"

工作繁忙的人肥胖的原因有很多，对于都市白领来说，压力过大也是导致肥胖的一个很重要的原因，这种肥胖往往称为压力性肥胖。通常情况下，因为身体的正常反应，有压力的人一般会吃得比较多，但是他们本身却运动较少。要彻底消除压力性肥胖往往需要减少工作的数量，这并不实际。此外，不少前来医院减重门诊治疗的患者坦言，面对压力时，时常以零食来解决，而零食却是增肥的最大杀手。

专家建议，防治"过劳肥"从生活细节入手：喜欢吃零食缓解压力的上班族最好在上班时，放一瓶水在桌上，随时取来喝，取代吃零食的坏习惯，是控制体重的好方法。中午休息时间，最好到外面散步几分钟，加强锻炼，既能缓解视疲劳，还能够控制体重。

南京市中西医结合医院减重门诊戴奇斌主任还为大家介绍了一套很适合上班族晚上睡觉之前，在床上就能做的"减腰围体操"：首先是仰卧在床上做抬腿运动，30个一组，做4组。然后身体放松躺在床上（最好是硬板床），膝盖微微弯曲抬起。这时，腰部处于松弛状态，脊椎骨则处于垂直拉抻的状态，两腿要分开，两手平放在身体两边，把腰抬起来，也是做4组。之后，大腿和膝盖用力，收拢两腿。一边慢慢吐气，一边将膝盖接近胸部，做四组。最后，脚尖与腿部呈90°弯曲，向腹部、臀部、大腿和膝盖内侧用力，保持这个姿势约5秒钟，一边吸气一边慢慢回复到最初的位置。

7. 防止"过劳肥"变为"过懒肥"

一项针对白领人群的调查显示，律师、IT、金融财会是最容易让人变胖的工作。此类工作岗位上，每5名职员中就有2名因为工作变胖。员工体重增加情况偏高的其他职业还包括教师、艺术家、设计师、建筑师、行政助理、医生、警察、消防员、司机、公关人员和资讯科技人员。而据了解，3年左右的工作年限是过劳肥最容易中招的时间。据称，超过1/4的人在此时体重会较刚入职时增加5千克，15%的人体重增加超过9千克。

一些人正好为不运动找到了理由：我这肥胖就是过劳所致，应该多多休息，怎么还能运动呢？

保证充足睡眠、规律生活自然是正道，但也不能因此为不运动找借口。过劳是指脑力过劳，而现代人的体力消耗微乎其微，成天在电脑面前坐着，久而久之形成了办公臀，二十几岁的年龄，四五十岁的腿脚，身体的劳动远远不够。

人体的器官，本来就是用进废退，常常保持一个姿势，不拉抻，不锻炼，也就渐渐老化。越不运动越不愿意动，越不动就越累，越累就越不愿意动，久而久之形成了"过劳肥"向"过懒肥"转化的恶性循环。

老人常言，磨刀不误砍柴工。所以，过劳肥的朋友们，动起来，别让"过劳肥"的我们，再患上"过懒肥"。

8. 减肥为什么要勤量腰围

腰围是诊断腹部脂肪积聚最重要的临床指标。中国女性腰围超过80厘米、男性超过90厘米，就有患心血管疾病和糖尿病的危险。即使是体重正常的人，腰围增加也同样是患心血管病风险升高的标志。

我国著名心血管病专家胡大一教授的一项调查认为：九成以上的人群不能自发认识到腹型肥胖是心脏代谢疾病的危险因素，五成的医师认为全身肥胖才是危险因素，所以不为患者量腰围。

其实，年龄和腰围都是心血管疾病的重要因素。年龄每增加16岁，成年人患心血管疾病的可能性就翻3倍；而腰围，男性每增加14厘米、女性每增加14.9厘米，患心血管疾病的可能性就升高21到40个百分点。腰围就被认为是比全身肥胖更加准确的、可预测心脏代谢风险因素的因素。

若要控减腰围的增长，首先是减少热量摄取及增加热量消耗。强调以行为、饮食、运动为主的综合控制，少吃喝，以健康合理的膳食结构帮助自己减少腰部多余脂肪，控制体重；其次是多运动，每天坚持快走一万步，每分钟走100步左右，可轻松减肥；最后就是要定期测量，以此加强自我监测，自我管理。

9. 体重正常也需防"隐性肥胖"

近日，中山大学公共卫生学院、广东省营养学会等单位在京联合发布了2012国民健康报告。报告显示，体重正常的人群中，有将近四成都处于隐性肥胖状态，也就是体重正常但脂肪过量。

专家表示，隐性肥胖的危害已经引起了医学界的重视。研究证明，过量的脂肪组织会导致雌激素和炎性因子异常增高，从而诱发心脑血管疾病、糖尿病、癌症（男性前列腺癌和女性乳腺癌、子宫内膜癌）等慢性疾病。

据介绍，2012国民健康报告是对一年内全国27个省市近10万人现场体检数据的分析得来的。参检人群中，男女体重正常率分别为46.06%和56.06%；体重正常的人群中，隐性肥胖检出率为39.44%，其中男性隐性肥胖检出率为 50.54%，女性为 28.45%。隐性肥胖的人看上去身材匀称，但肝、胰、胃、肠道等内脏周围和内部已经堆积了不少脂肪组织。

专家提醒，隐性肥胖者要控制总能量摄入，平稳减去身体内的多余脂肪；同时要进行健康与营养调节，适当增加蛋白质的摄入，限制碳水化合物和脂肪的摄入，保证维生素、矿物质和膳食纤维的充足供给，适当饮水，限制盐的摄入。此外，还要选择合适的运动并长期坚持。

10. 保持摄入的能量与体重相符

由于老年人所需的能量低于中年人，所以吃进去的能量应相应减少。老年人摄入的能量是否适当，可以从其体重是否在"正常"的范围内来衡量，并据此确定是否需增减摄入的能量。参考正常体重如下。

男性：身高为 160 厘米的老年人，适宜体重最好在 52 ～ 58 千克；身高为 166 厘米的适宜体重是 57 ～ 63 千克；身高为 172 厘米的体重最好在 62 ～ 68 千克；身高为 178 厘米的适宜体重是 67 ～ 74 千克。

女性：身高为 154 厘米的老年人，其体重最好在 47 ～ 52 千克；身高为 160 厘米的体重宜在 50 ～ 55 千克；身高为 166 厘米的体重最好在 53 ～ 59 千克；身高为 172 厘米的体重最好在 59 ～ 65 千克。

除了上述身高外的其他人的适宜体重可自行估算大概范围。

11. 细嚼慢咽是"瘦身良药"

"肥胖是病不是福"。科学研究表明，吃得慢、多咀嚼，就能有效减少热量的摄入，达到瘦身的目的。

有调查研究显示：同样的食物，普通人需要 13 ～ 16 分钟才能吃完，而肥胖者食用的速度只要 8 ～ 10 分钟。同样一口食物，肥胖者 7 ～ 8 次便可咀嚼完成并下咽，而普通人则需要十几次，由此可见肥胖者的进食速度较快。

为什么慢食能瘦身呢？有研究报告表明：食物进入人体后，血糖会不断变化，当血糖升高到一定水平时，大脑食欲中枢就会发出停止进食的"指令"。而当过快进食，大脑发出停止进食"指令"以前，往往容易吃进过多的食物，这就是狼吞虎咽者易肥胖的重要原因之一。尤其是现代食物加工越来越精细，许多人一口食物最多咀嚼7～8次，少则4～5次。现代人用餐咀嚼次数已比以前少了许多，应引起重视。因此，应提倡进食时要细嚼慢咽，减慢进食的速度，则以有效地控制食量，降低热量的摄入，从而达到瘦身的目的。

有学者提出建议：一口饭菜，尽量咀嚼十几次再下咽，这样才能真正做到细嚼慢咽。既可以减轻肠胃的负担，又能使营养物质充分分解和消化，还可有效减少热量的摄入。

12. 预防肥胖为什么要补充膳食纤维

膳食纤维是天然食物中所含的一种碳水化合物，是维持人体正常新陈代谢所必需的纤维营养素。它可以促进肠道蠕动加快，降低吸收，提高人体消化功能。它本身对人体不提供能量，但生理功效众多，不仅可预防结肠和直肠癌、防治痔疮、降血脂、预防冠心病等，而其减肥瘦身、润肠通便、排毒养颜的功效则更为突出，已被世界医学界及营养学界广泛认可，被美誉人体所必需的"第七营养素"，已越来越多地被应用到营养学和保健学方面。

人体的吸收功能和消化功能要达到平衡，新陈代谢才能正常进行。吸收强则胖，吸收弱则瘦。而补充膳食纤维可以使因缺乏膳食纤维所致的消化功能的减退得以恢复，使消化吸收趋于平衡，从而有效地阻止人体摄入过多的高热能量，以达到人体消化吸收功能平衡后的自然减肥过程。

13. 哪种美食既秋补又不贴膘

很多女性抱怨一入秋，体重增长势头不可抵挡，如何才能在秋季既补充营养，又不发胖呢？下面推荐三款简单的秋补不贴膘美食。

（1）百合枸杞银耳羹：百合具有养心安神、润肺止咳的功效，银耳有滋阴补肾、润肺、生津止咳的功效，枸杞子补气强精，滋补肝肾是强项。秋天常吃可润肺补肾，强壮体质。尤其适合女士食用。

（2）莲藕排骨汤：排骨味道鲜香，含有丰富的优质蛋白质、矿物质和维生素；莲藕性凉，有增进食欲、促进消化的功效。莲藕排骨汤尤其适合食欲不

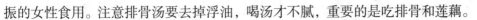

振的女性食用。注意排骨汤要去掉浮油，喝汤才不腻，重要的是吃排骨和莲藕。

（3）酸奶沙拉（酸奶、蓝莓、山药）：山药健脾益胃、助消化，蓝莓不仅富含维生素 C，其中所含花青素具有防止脑神经老化、强心、抗癌、软化血管、增强机体免疫等功能；酸奶富含钙，而且可以很好地改善山药泥的口味。需要注意的是，如果选择用蓝莓果酱，应选择品质相对好的，添加剂少的。

14. 生姜红茶能促进代谢保身材吗

生姜性辛温，有祛风散寒、促进消化、解毒杀菌的作用。红茶是全发酵茶，口感较重，茶多酚含量少，可以健胃养胃、促进消化；所含茶单宁素也有促进代谢的作用，能帮助人体减少皮下脂肪的存积。用法：把准备好的、洗净的生姜磨成泥；将水煮沸后加入红茶茶叶，茶包也可，将少量的、磨细的生姜泥、红糖（或蜂蜜）加入红茶里，轻轻搅拌后即可饮用。若想口感更加滑顺，可加入无糖豆浆，在肚子饿的时候能较好地抑制空腹感。1 天饮用 2 ~ 6 杯（每杯约 250 毫升）。饭前、饭后、洗澡前、肚子饿或口渴时，都适宜饮用。

15. 戴上眼镜有助于减肥吗

近日，东京大学教授广濑通孝带领他的团队开发出了一种新型"减肥眼镜"。这与曾经出现过的"减肥眼镜"可不同哟。之前的是在镜片上加一层蓝色，让食物看起来很难吃，但新型"减肥眼镜"丝毫不会影响你享受美味。这款眼镜有类似哈哈镜的效果，可以在放大至 1.5 倍及缩小至 2/3 的范围内任意调节，并且保持画面的真实度。将食物放大后，并不影响人体对美味的感官享受，只是会增强饱腹感，从而控制食量。经过试验表明，戴上眼镜并将饼干放大至 1.5 倍时，被试验者的食量比平时减少 9.3%；而缩小至 2/3 时，则比平时增加 15%。如此方便就能减肥的利器实在令人心动。不过，一定要调节到正确的位置哟。

16. 预防肥胖应注意哪些问题

一般来说，预防肥胖需要从肥胖的发生原因做起，因此预防肥胖应主要从以下几个方面入手。

（1）提高对健康的认识：充分认识肥胖对人体的危害，彻底改变"胖是福气"的错误观念，了解人在婴幼儿期、青春期、妊娠前后、更年期、老年期各年龄阶段容易发胖的知识及预防方法。父母要协助小孩控制体重，慎防日后发生肥胖。

（2）饮食平衡合理：采用合理的饮食方法，做到每日三餐定时定量，科学安排每日饮食，如饮食不过油腻，不过甜和不过多，宜适当增食蔬菜和粗粮，少食肥甘厚味、多素食、少零食。

（3）加强运动锻炼：经常参加慢跑、爬山、打球等户外活动，既能增强体质，使形体健美，又能预防肥胖的发生。减肥的人群要注意减肥速度，轻度肥胖者可每月减重 0.5 ～ 1.0 千克。

（4）生活规律：保持良好的生活习惯，根据年龄不同合理安排自己的睡眠时间，既要满足生理需要，又不能睡眠太多。

（5）保持心情舒畅：良好的情绪能使体内各系统的生理功能保持正常运行，对预防肥胖能起一定作用。

17. 预防肥胖最佳时间表是什么

预防肥胖应从婴儿时期就开始。婴幼儿期是人体内脂肪细胞增生的活跃时期，也就是说这个时期脂肪细胞个数增长最快，而且这个时期终了时有多少脂肪细胞，这辈子基本就有多少脂肪细胞，想减少脂肪细胞的个数则很困难。婴幼儿时期摄入过量的食物，使体内热量过高，脂肪细胞的数目会过多地增加，这就意味着在酝酿着未来的肥胖。因此，预防肥胖必须从小做起。最理想的肥胖预防方案应该从准妈妈的妊娠末期开始，或者从出生时就开始注意，尤其出生时为巨大儿时（出生体重≥4千克）更应当注意。

有些早产婴儿出生体重低于正常婴儿，父母亲希望在短期内使孩子的体重赶上甚至超过正常儿童，一味强调高营养而导致过度喂养，有时可能会矫枉过正。

肥胖在各年龄段均可发生，但以婴幼儿期、青春发育期和 40 岁以后 3 个时期较为突出。女性还有妊娠期、哺乳期和绝经期容易发生肥胖。因此，对肥胖的预防应贯彻始终，如果能够把握住这些容易发胖的时机，并根据每一期的特点，采取适当的措施，注意饮食，合理运动，预防肥胖的发生是完全可能的。

此外，准妈妈们对肥胖预防的好坏也会决定下一代是否患有肥胖症的可能。胎儿期母亲的饮食习惯会影响到孩子以后的终身习惯，如果母亲怀孕期的体重超重或肥胖，其孩子进入青少年期及成人后发展成肥胖的几率就更高。

18. 如何预防小儿肥胖

一直以来，人们很少把小儿肥胖症视为疾病状态。肥胖若不及时控制，常可并发高血压、脂肪肝、糖尿病，至成年人后冠心病、动脉硬化、胆石症发病率升高，成为影响人类长寿的重要原因。同时，肥胖儿童存在着深层的心理冲突、压力和行为异常。此种损伤也成为肥胖控制难以持久和反跳的主要原因。因此，必须做好肥胖症的预防工作，肥胖症的预防必须从婴幼儿期做起，最好是从准妈妈妊娠末期、新生儿期开始，正常儿童从此时期开始脂肪细胞增加，1 岁内迅速增长，5 岁内营养过剩最易引起脂肪细胞增生肥大。因此要向家长进行营养卫生知识的宣教，尤其是对独生子女家庭更要宣传如下观点，有效地预防肥胖应自儿童期开始。

（1）加强宣教。向家长宣传肥胖症并发症的危害及肥胖症的治疗方法，协助家长制定低热量饮食食谱。

（2）抓住导致肥胖的 3 个关键时期进行干预。

（3）孕后期母亲体重不要增长过快，新生儿体重 ≤ 4 千克为宜。

（4）大力提倡母乳喂养，辅食添加以满足小儿正常需要为宜，不要过分添加高热量、高脂肪食物，不要过早断奶。

（5）养成良好的饮食习惯及饮食行为，不娇惯孩子，及时纠正不吃蔬菜的偏食习惯，睡前不给高热量点心及巧克力、糖果等。

（6）养成爱运动的好习惯。

（7）监测体重、身高，发现超重及早干预。

19. 如何预防青春期肥胖

近年来，我国青少年肥胖患者数量正呈急剧上升趋势。究其原因，主要有以下几个方面：一是饮食模式的错误；二是活动量的减少；三是现在儿童紧张和压力过大的生活方式。青春期少女由于内分泌激素的作用，从儿童时的活泼好动一下子变得文静、害羞，各种较剧烈的活动很少参加。另外一些社会环境方面的因素，比如城市里可供儿童玩耍的地方越来越少，也同样使青少年肥胖发生的可能性增加。那么，我们应该从哪些方面着手预防青春期肥胖的发生呢？

（1）保证健康饮食：不少家长认为，孩子小时候多吃点、胖点没事，到了长个子或生长发育快时，自然会瘦下来。或是由于小孩功课繁重，认为更需要多吃来补充能量。有的家长本身就不注重健康饮食，在潜移默化中将不健康的饮食方式传给了孩子。这些都会使小孩发生肥胖的几率增加。

（2）保持健康的学习生活方式：预防青春期发胖的最重要之处在于加强体育锻炼，促进身体的迅速生长、发育。有些家长希望孩子好好学习时会以买巧克力、吃汉堡或是可以看电视、玩电脑游戏等作为许诺。这些也都会对孩子的体重造成不良影响。美国儿科协会建议，儿童每天在电脑、电视前的时间不应超过2小时。

（3）有肥胖家族史的小孩更要严格把关：目前的研究还不能确定遗传基因在肥胖中起何作用，但是家族里肥胖较多者的小孩确实比其他小孩更容易发胖。因此，对于这群孩子，家长更要严格把关，保证他们健康的饮食和生活方式。

20. 哪些运动可防止中年发福

很多人一迈入中年的门槛，发现自己不是脸皮松松垮垮，就是身材走了样。中年发福不仅有碍观感，更严重的是，还得面临心血管疾病的威胁。

拒绝中年发福的方法很多，规律运动及控制饮食是最佳选择。其中，重量训练最有效。最简单的重量训练就是哑铃运动，只要有一对哑铃或替代品在手边，如两瓶矿泉水，在任何地方都可以做。

（1）伏地挺身

训练效果：强化胸部、手臂肌肉。

预备姿势：双膝跪地，双手伏撑与肩同宽。

动作：①手肘弯曲，身体下压，手肘呈90°，撑住0.5秒钟。②手肘伸直，关节不要锁紧。可配合呼吸，弯曲时吐气，还原时吸气。③反复做12～15次为一组，但可依个人身体状况加减次数。

（2）哑铃屈身单手提放运动

训练效果：增加肩背肌群之肌力及肌耐力。

预备姿势：①两脚开立，双膝微弯。②身体弯曲，一只手扶在椅凳上，上身与地面平行。③手掌朝内抓住哑铃，手臂与地面垂直。

动作：①肩部紧缩固定，将哑铃拉向自己。②控制整个动作，放回到运动起始点时，不要让重量把手臂带下去，而是让肌肉把哑铃放下去。③每只手做10～20下为一组，可做1～3组，组间休息60秒钟。左右手交替进行。

注意要点：脊柱及臀部勿乱动，背肩不歪斜、下垂。不管是出力时或出力前都不可以屏住呼吸。

（3）下蹲运动

训练效果：锻炼下半身肌肉，有效燃烧脂肪。

预备姿势：基本的站立姿势。

动作：①臀部渐渐下沉，直到大腿与地面平行为止。②起立，背部自然挺直，连续重复数次。③进行方式，可以双手握哑铃前平举，再下蹲，增加重量训练。

注意事项：切忌弯腰、前倾。下蹲时，不要过低，腿部弯曲约90°。

21. 如何预防中年后肥胖

人过中年，事业及生活相对稳定，很多人希望开始好好享受生活。但随之而来的往往是活动过少，饮食不当，使肥胖的发生率越来越高。

（1）适当运动：对多数中年人来说，比起食量增加，更主要的是活动时间的减少。所以中年人必须督促自已养成良好的生活习惯，经常参加必要的体力活动，比如饭后散步等。脑力劳动者长时间坐着办公，更应当注重体育运动，多进行跑步、游泳等，活动全身肌肉，使身体稍感疲劳，既能预防肥胖，又能使人的休息质量提高，保持头脑清醒，提高工作效率。

（2）合理饮食：每日三餐定时定量，做到"早吃好，午吃饱，晚吃少"。多吃含丰富维生素、矿物质及膳食纤维的蔬菜、粗粮；少吃肉类，增加豆制品，鱼类、禽类的摄入；适量喝茶，减少吃盐；少吃糖类，减少零食。

（3）心态调整：改变"胖是有福，是富态的表现"等的错误观念，在控制体重的同时不要忘了注意自己的健康状况。

（4）改变不良嗜好：贪吃、吸烟、酗酒等都是减肥的大忌，及时纠正可以使减肥达到更好的效果。但要注意戒烟、戒酒不要和减肥同时进行，不然可能会对身体造成不利的影响。

22．如何预防老年性肥胖症

当人们步入中、老年后，由于运动量减少，能量消耗减少，常导致热量过剩而转化为脂肪组织，形成老年性肥胖症。最近，医学专家根据科研结果，总结并提出以下防止老年性肥胖的要点。

（1）逐步减食：根据自己的活动强度来确定每天需要的热卡基数，然后逐渐减少，但一天摄入食物的热量不能少于543..92千焦（130千卡），这样，体重可能在1周内减少450克。

（2）要吃早餐：不吃早餐不仅使人在上午失去必要的能量，而且还可能使人在一天中不自觉地吃更多的东西。

（3）晚餐食量要少：因为人们一般在晚上很少活动，消耗热量少，很容易积聚脂肪。

（4）不要挑食：减轻体重以保持健康为前提，而各种食物对保持健康非常必要，所以不要挑食，要保持均衡的营养。

（5）多喝白水：水有助于新陈代谢，并能抑制食欲。

（6）细嚼慢咽：包括喝汤和吃所有的食物都要细嚼慢咽。

（7）进食一定要少于日常定量：当然可能在食后仍有食欲，但只要过2分钟就会不饿了。

九、与肥胖相关疾病的防治

1. 什么是睡眠呼吸暂停综合征

阻塞性睡眠呼吸暂停综合征（OSAS）是由于某些原因致上呼吸道阻塞，睡眠时有呼吸暂停，伴有缺氧、睡眠习惯性打鼾、日间极度嗜睡等症状的一种较复杂的疾病。好发于肥胖患者及老年人。

打鼾是阻塞性睡眠呼吸暂停综合征的特征性表现，鼾音不规则，时而间断，由响亮鼾声、短暂气喘及持续10秒以上的呼吸暂停交替组成，呼吸暂停表现口鼻气流停止，但胸腹式呼吸仍存在。

2. 为什么肥胖患者常合并有睡眠呼吸暂停综合征

肥胖患者脂肪堆积，颈部相对来说短、粗，上气道口径小，同时气道松软，使上气道易于闭陷，当呼吸气流通过狭窄的气道时，引起咽壁颤动，发生鼾声，鼾声大小与舌的位置有关，且受体位影响，卧位时软腭和舌根后坠，打鼾最易发生，且与呼吸暂停交替出现。睡眠时上气道狭窄可导致睡眠呼吸暂停综合征发生，同时不可避免地出现打鼾，大多数患者在打鼾许多年以后才出现睡眠呼吸暂停综合征。高度肥胖患者由于体重增加，作用于胸廓和腹部，使胸壁顺应性减低，从而增加呼吸系统的机械负荷，结果使功能残气量（如呼气末肺容量）降低，特别是卧位时明显。低肺容量通气的一个重要后果是某些气道（尤其是位于肺底部的气道）在部分或甚至整个潮气量呼吸时处于闭合状态，结果导致肺底部肺泡通气不足，动脉氧分压降低，二氧化碳分压增加。然后，大多数肥胖患者中枢性呼吸驱动代偿性增加，可维持正常的动脉血氧分压（PaO_2）和动脉二氧化碳分压（$PaCO_2$），少数肥胖患者可出现慢性高碳酸血症、低氧血症，最终导致红细胞增多、肺动脉高压、右心室肥大，甚至右心衰竭。肥胖患者有白天嗜睡，则称之为肥胖通气不足综合征（Pickwick Ian 综合征），睡眠呼吸暂停综合征是这些患者的特征，有些患者即使没有呼吸睡眠暂停，但睡眠时的通气不足可促进其病程发展。

3. 肥胖者打呼噜就是阻塞性睡眠呼吸暂停综合征吗

不一定。打呼噜只是阻塞性睡眠呼吸暂停综合征的一个标志性症状，是阻塞性睡眠呼吸暂停的前兆。有 20% ～ 45% 的打鼾者是阻塞性睡眠呼吸暂停综合征患者。普通打呼噜者的呼噜声均匀规律，一般在仰卧位、劳累或饮酒后的睡眠时出现或加重。如果呼噜声响亮而不规律，时断时续，声音忽高忽低，就标志着上气道狭窄加重，有上气道阻塞发生，便会引起睡眠呼吸暂停。如果睡眠呼吸暂停平均每小时发生 5 次以上，且有白日嗜睡现象，医学上将之称为阻塞性睡眠呼吸暂停综合征。

4. 肥胖与阻塞性睡眠呼吸暂停有什么关系

肥胖与阻塞性睡眠呼吸暂停关系非常密切。在肥胖人群中阻塞性睡眠呼吸暂停发生率为 50% ～ 70%，远远高于普通人群发病率 2% ～ 4%。虽然并非每个肥胖者都会在夜间睡眠时出现呼吸暂停，也不是每个睡眠呼吸暂停综合征患者都肥胖，但肥胖特别是中心型肥胖，与睡眠呼吸暂停关系密切。因为：①肥胖可增加颈部、上气道及 / 或软组织的脂肪沉积，使得上气道解剖结构狭窄，睡眠时上气道更易塌陷、阻塞；国内外的许多研究都发现，睡眠呼吸暂停的发生与颈围关系密切，颈部脂肪沉积越多、脖子越粗、越易发生睡眠呼吸暂停。②肥胖者胸腹部脂肪沉积引起呼吸负荷增加、胸廓顺应性下降、膈肌上抬，可以影响患者睡眠状态下的呼吸功能。③睡眠呼吸暂停与肥胖互相加重，形成恶性循环。肥胖不仅会影响人在睡眠状态下的呼吸功能，有少数患者白天出现通气不足，称为低通气综合征。

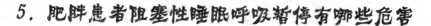

5. 肥胖患者阻塞性睡眠呼吸暂停有哪些危害

由于该疾病仅在睡眠中发生，老百姓甚至部分医务人员对其认识不够，或者早期症状不明显，常被漏诊和误诊。应充分认识其危害性，提高对该疾病的早期诊治，从而避免和降低该疾病后期对个人及社会带来的危害和严重的经济负担。由于睡眠呼吸暂停、低通气可引起反复低氧血症、高碳酸血症、胸内负压增加、反复唤醒和睡眠片段不仅引起白日嗜睡、精神委顿、还导致认知功能障碍，心、肺、脑血管等器官的并发症和某些职业工作的危险性，甚至会造成严重的交通事故，是一种常见的、危害公众健康的疾病。其常见危害性包括：①参与并促进高血压、冠心病、心肌梗死、心律失常等心血管疾病的发生和发展，增加心血管疾病的并发症和死亡率。②增加脑卒中的发病率和死亡率。③增加糖尿病的发生率和并发症。④甚至可导致夜间猝死。⑤因为嗜睡，在较危险的环境（如高空作业，操作重型机械等）工作时，发生意外事件的几率增加。⑥交通事故。由于该病造成的不可抑制的打瞌睡，头脑昏沉，反应迟钝，交通意外的发生率明显高于正常人群，给社会及个人造成伤害及巨大的经济损失。由于其公共危害性，国外的一些地方已制定相关法律，禁止未经治疗的重度睡眠呼吸暂停患者开车上路。

6. 肥胖合并睡眠呼吸暂停综合征的治疗措施有哪些

超重的睡眠呼吸暂停综合征（OSAS）患者首选的治疗为减肥，应控制饮食、戒烟、避免饮酒、增加运动，逐渐减轻体重。体重减低 10%，沉积在上气道周围的脂肪减少，使上气道管径增大，利于开放，能有效地改善症状，减少睡眠中呼吸暂停的次数和时间。睡眠时应避免仰卧位，体位及枕头的高低以维持上气道通畅为宜。必要时可给氧，解除低氧血症对大脑的损害。

药物治疗难以起到很好的效果，对于严重的患者，可采用正压通气、口腔正畸及矫治器治疗或选择手术治疗。目前较常用的手术有悬雍垂腭咽成形术和舌成形术，在危及生命的患者可选用气管造口挽救生命。

7. 哪些方法可控制打鼾

美国睡眠专家迈克·布鲁斯指出，鼻腔堵塞、鼻隔膜错位、感冒或过敏都可能令人在睡梦中发出粗重的呼吸声。针对不同病因进行相应的治疗可以有效地减轻或消除打鼾的症状。对长期以来饱受打鼾困扰却找不到明显原因的人，不妨尝试以下一些简单易行的小窍门。

（1）减肥：肥胖是引起或加重打鼾的一个重要原因，在30～59岁的人中，60%的肥胖男性有打鼾习惯。据研究，身体脂肪分布不均，尤其是颈部脂肪沉积与发病关系最大，减肥可取得一定的治疗效果。

（2）少喝酒：酒精能够放松喉部肌肉从而令人发出鼾声。所以不要在睡前大量饮酒或含有酒精的饮料。

（3）侧卧：睡眠姿势会影响呼吸节奏和声音。与平躺相比，侧卧更有助于均匀平和的呼吸。如果无法从始至终保持这一姿势，可以借助提醒装置的帮助。比较有效的是在睡衣后适当的部位缝一个高尔夫球，高尔夫球大小合适、软硬适中，是理想的选材。当打鼾者要仰卧时，就会被球硌一下，自然也就改为侧卧，经过一段时间后，就能养成侧卧睡眠的习惯。

8. 如何用中药缓解老年人打鼾

老年人呼吸中枢血流灌注不足，血管微栓塞或激素水平下降，软腭松弛，舌下垂或由肥胖致气道狭窄等原因，致使上呼吸道受阻，引起睡眠时打鼾，严重时可致呼吸暂停综合征。

采用中药治疗，每晚睡前口服或喷雾，可明显减轻打鼾程度，减少呼吸暂停次数和时间。取青果、乌梅、山楂各6克，水煎含服，每晚睡前30分钟用药。经治后，患者睡觉时打鼾减轻，由此引起的口干、舌燥等症状亦消失，呼吸暂停次数减至每分钟3～4次，无不良反应。苦于打鼾的老年朋友不妨一试。

9. 什么是冠心病

冠心病是冠状动脉粥样硬化的简称。是由于冠状动脉粥样硬化或冠状动脉痉挛，引起该处血管狭窄或阻塞，使冠状动脉循环障碍，导致心肌缺血缺氧或坏死的一种心脏病。冠状动脉之所以能够发生狭窄或阻塞，是由于冠状动脉发生了粥样硬化所致，这种像米粥样的物质，堆积在冠状动脉的内膜上，随着时间的推移，越积越多，使冠状动脉管腔严重狭窄甚至闭塞，好像自来水管生锈或自来水中杂质长年堆积使水管内径变细、变窄，导致末端供水变细、变小，甚至水流不畅或堵塞一样，冠状动脉粥样硬化导致心肌供血减少，甚至断流，使心脏缺血、缺氧，心脏的正常功能受到不同程度的影响，并出现一系列临床表现，如胸闷、憋气、心绞痛、心肌梗死、心律失常甚至猝死。所以冠心病又称缺血性心脏病。

10. 冠心病与肥胖有关系吗

文献报告，男性肥胖预示着心脑血管病的危险性增加，血压升高对于心脑血管病的危险性十分明确，而且肥胖又是高血压病的孪生兄弟，故可认为肥胖是心脑血管病的间接危险因素，全国 1991 年高血压普查结果也证明了这一点。

肥胖者大多有不同程度的血脂紊乱、血压过高和糖耐量降低，这些又都是动脉粥样硬化的危险因素。在北京的一项调查中发现，肥胖者的心脑血管病发病率明显升高，如冠心病肥胖者发病率是体瘦者的 5 倍。肥胖症状往往在冠心病症状出现前 7 ～ 8 年发生，尤其在短期内明显发胖者动脉粥样硬化可急剧进展，更易患冠心病。脂肪堆积在皮下的同时，也易于沉积在动脉壁上，以腹部脂肪堆积为主的"向心性肥胖"又称"男性肥胖"的危害最大。英国有句谚语："腰带长，寿命短。"这是有几分道理的。以臀部及四肢脂肪堆积为主的"女性肥胖"似乎与心脑血管病的关系不大。肥胖的危害程度可以由测量其腹围和臀围的比值未确定，正常值为 0.7，如果比值在男性大于 1.0，女性大于 0.9，则极易患高血压和冠心病。中、重度肥胖者不但体态臃肿、形象不雅、心脑血管病的发病率高，而且，呼吸系统、消化系统及骨关节疾病的发病率也较高。

肥胖是遗传、饮食和运动各因素共同作用的结果。饮食摄入的总热量超过机体的消耗量就导致肥胖，而节制饮食和适量运动则可消除肥胖。上海一调查表明：3 000 例肥胖者在减肥后血脂、血压、血糖均趋于正常，心脑血管病症状也随之相应减轻。

11. 冠心病治疗的主要方法有哪些

冠心病的主要治疗方法有：①药物治疗。②冠心病搭桥术。③介入性治疗。药物治疗是冠心病治疗方法中最基本的方法，常为首选。常用的药物有硝酸酯制剂、β受体阻滞药、钙通道阻滞药、调血脂药、抗血小板药等。药物治疗得当，是可以控制症状和缓解病情的。冠心病长期用药是关键，冠心病是慢性疾病过程，即"冰冻三尺，非一日之寒"。冠心病的形成是长期的且不断加剧的过程，不可能一朝一夕就能根除。有些患者只有在胸闷、胸痛、气短时服药，一旦症状缓解就停药是不正确的。如果药物治疗无效，及早施行冠状动脉搭桥手术和介入治疗是必要的。尽管冠心病的治疗方法多样，患者应该在医师的指导下，根据自己病变的情况，结合经济状况来采取相应的治疗措施。最近瑞典隆德大学研发出心脏疫苗，能使心脏血管脂肪减少约70%，从而大大减少心脏的发病。英国也报道其前景看好，有望5年内用于临床，但必需多次注射且价格非常昂贵。

12. 临床上常见用来治疗冠心病的药物有哪些

临床上常用来治疗冠心病的药物较多，主要有以下几类：①硝酸酯类。可迅速缓解各型心绞痛症状，改善心肌供血、缩小梗死面积，常用的药物有硝酸甘油、硝酸异山梨酯（消心痛）、单硝酸异山梨酯（异乐定）、单硝酸异山梨酯缓释制剂（长效异乐定）等。②β受体阻滞药。其作用是减少心绞痛发作次数，缩小梗死面积，减少心肌耗氧、降低发病率和死亡率。主要制剂有普萘洛尔（心得安）、美托洛尔（倍他乐克）、阿替洛尔（氨酰心安）等。③钙通道阻滞药。对各类心绞痛均有效，可减少心肌坏死，扩张周围血管和冠状动脉、解除冠状动脉痉挛，增加心肌灌注、降低动脉压。常用制剂：二氢吡啶类（硝苯地平等）、非二氢吡啶类（地尔硫䓬、维拉帕米）等。④血管紧张素转化酶抑制药。其作用是能使血管扩张、血压下降、减轻心脏负荷、降低心肌耗氧。常用制剂有卡托普利、依那普利、培哚普利等。⑤抗血小板制剂。其作用是抑制血小板的聚集、黏附和分泌功能而达到抗凝目的。常用制剂有阿司匹林、氯吡格雷和噻氯吡啶。⑥调脂制剂。其作用是降低血液中的坏胆固醇（低密度脂蛋白胆固醇），防止和逆转动脉粥样硬化，稳定动脉硬化的粥样斑块。常用制剂有他汀类、贝特类、烟酸类。

13. 冠心病能逆转吗

最近，英国一项研究显示，服用高剂量的降胆固醇他汀类药物能使冠心病的病情逆转，使冠状动脉硬化情况得到好转。这是科学家首次发现逆转动脉脂肪慢性沉积的方法。

研究发现，每天服用 40 毫克的瑞舒伐他汀或者其他同类成分的药物一段时间后，患者的动脉脂肪沉积有小幅度回落，1/5 患者的动脉硬化都出现了一定程度的好转。最后的统计数据显示，他汀类药物能使低密度脂蛋白水平降低 50% 以上，同时让高密度脂蛋白水平升高 15%。

14. 治疗冠心病首先考虑降低低密度胆固醇

降低低密度脂蛋白胆固醇作为降低胆固醇治疗的首要目标，是基于数十年来多个大规模的临床试验结果及临床多学科的临床研究证实：①低密度脂蛋白胆固醇是冠心病发生的主要原因。大量的临床研究发现，低密度脂蛋白胆固醇与冠心病的发病率显著相关，而且低密度脂蛋白胆固醇降至越低，冠心病的发生率降低越显著。②降低低密度脂蛋白胆固醇能阻断或逆转动脉粥样硬化斑块的进展。③降低低密度脂蛋白胆固醇能使冠心病、脑卒中的发病率及死亡率明显减少。

15. 冠心病的三级预防是什么

（1）一级预防：没有发生冠心病之前，就应及早进行预防，即治未病。预防比治疗更重要。从少年儿童时期起，就要养成健康的生活方式，预防肥胖症、高脂血症及痛风的发生，特别是有肥胖家族史者，因肥胖是代谢综合征的"元凶"，据统计资料显示，我国近 30 年来儿童肥胖症年增长率男孩为 10%，女孩为 17.5%，其中以南方地区最为明显。应该避免人体内脂肪太多，特别是三酰甘油过多，造成体重过高的情况。脂肪的体积在于脂肪细胞的个数和大小，如果脂肪细胞数多，细胞内脂肪量大，就使脂肪细胞体积变大，人就会发胖。

如不下决心锻炼身体，树立健康的生活方式，也就难以瘦下来，所以要注意预防肥胖。

（2）二级预防：早期开始预防应在尚未出现危险因素或危险因素未达到正常范围上限时，即治欲病，应采取的措施如下：①控制血压、降血脂，合理饮食结构及热能摄入，避免超重及高脂血症，必要时给予药物治疗。理想的血压应降至120/80毫米汞柱左右，血脂降至正常可达到预防冠心病的水平。②不吸烟，如已吸烟者，要戒烟，还要避免吸"二手烟""三手烟"。③积极预防和治疗糖尿病，防止糖耐量异常而发展为糖尿病。④饮用硬化水，软水地区需补充钙、镁等。注意补充微量元素硒、铬。不要长期饮用净化水。⑤有冠心病、高血压病、糖尿病、高脂血症、肥胖家族史者，冠心病发病率高，要提前预防。⑥易争强好胜者，脾气暴躁者，不注意休息强制自己为事业而奋斗者，心情不舒畅而工作又过分紧张者，要自己调节情绪，使心态平和，以避免长期精神紧张和过分激动。要做到心态平和，作风大度，不要和大环境对着来，因为不可能人人都当国家元首，也不可能同一单位人人都当总经理，也无法人人都成为亿万富翁，所以多数情况下要面对现实，顺其自然，因为身体是第一重要的，身体是1，有了钱后面加个0，有了房再加个0，有了车，有了高职再逐一加0，若身体健康没了，一切的一切都是0。⑦积极参加体育锻炼，如走路、爬山、跑步、跳绳、打太极拳、骑自行车、滑旱冰、球类运动等，选择适合自己的运动项目，并持之以恒。

（3）三级预防：即治已病。①已患冠心病者应控制和防止并发症，使其更好恢复。一级预防措施也适合冠心病患者的二级预防，二级预防措施也适用于冠心病患者的三级预防，可长期服用小剂量阿司匹林，并进行调脂治疗。②已患心肌梗死，有心律失常和室壁瘤者要积极配合医生治疗。③食用易消化、富含蛋白质及纤维素的清淡食物，多食海鱼，勿暴食，少吃甜食，少饮浓茶和咖啡，禁饮烈性酒。

16. 什么是脑卒中

通常指急性脑血管病，是急性起病迅速出现局限性或弥漫性脑功能缺失的症状、体征的疾病。脑卒中的分类为缺血型脑卒中和出血型脑卒中，前者包括脑梗死、脑血栓形成、短暂性脑缺血发作等，出血型脑卒中包括脑出血、蛛网膜下隙出血。

17. 心脑血管病与肥胖有关系吗

肥胖与脑血管病的关系尚未肯定，但有文献报告，男性肥胖预示着脑血管病和心脏病的危险性增加，血压升高对于脑血管病的危险性十分明确，而且肥胖又是高血压病的孪生兄弟，故可认为肥胖是脑血管病的间接危险因素，全国1991年高血压普查结果也证明了这一点。人群体重指数高（超重或肥胖）是提示高血压发病的危险信号，并且体重指数的增高与收缩压，舒张压的均值呈正相关有明显的剂量关系，即体重指数越高，血压也明显升高。虽然所有的肥胖者并非全患有高血压，而且在高血压中也不一定都是肥胖，但有科学依据证明，肥胖者经过 11～15 年后，其中至少有 60% 要成为高血压患者。

肥胖者大多有不同程度的血脂紊乱、血压过高和糖耐量降低，这些又都是动脉粥样硬化的危险因素。在北京的一项调查中发现，肥胖者的心脑血管病发病率明显升高，如冠心病肥胖者发病率是体瘦者的 5 倍。肥胖症状往往在冠心病症状出现前 7～8 年发生，尤其在短期内明显发胖者动脉粥样硬化可急剧进展，更易患冠心病。脂肪堆积在皮下的同时，也易于沉积在动脉壁上，以腹部脂肪堆积为主的"向心性肥胖"，又称"男性肥胖"，其危害最大。

肥胖是遗传、饮食和运动各因素共同作用的结果。饮食摄入的总热量超过机体的消耗量就导致肥胖，而节制饮食和适量运动则可消除肥胖。上海一调查表明：3 000 例肥胖者在减肥后血脂、血压、血糖均趋于正常，心脑血管病症状也随之相应减轻。

18. 发现脑卒中应如何应对

脑卒中都是突然发生的，尤其是脑出血发病更急，很多患者正在工作、旅途、做家务事、吃饭、打牌等，突然跌倒在地，并出现半身不遂、口角歪斜、说话不清，甚至昏迷。这时首先不要惊慌失措，搬动患者的正确方法是：2～3 人站在患者同一侧，把患者平托起来轻轻放到床上，此时一个人固定头部，搬动过程中不震动头部，使头部维持在略高于身体并稍向后仰的状态。若患者呕吐，不要让患者坐起来及拍打其背部，这样会震动头部加重病情。让平卧的患者头偏向一侧，解开患者衣领，如果戴有义齿则应取下，并用纱布或手帕将患者舌头拉向前方，以免呕吐物吸入气管，保持呼吸道通畅。如果呕吐分泌物阻塞咽喉部，患者出现气急、咽喉痰声重等症状时，可用细塑料管或橡皮管插到患者咽喉部，另一端用口吸出分泌物，同时应尽快呼叫救护车，讲清楚详细地址，提供有明显特征的标志物，并且简单地告知病情，以便医生采取相应的抢救准备措施。

19. "小中风"如何治疗

"小中风"是"短暂性脑缺血发作（TIA）"的俗称，是因脑缺血所致的短暂性半身不遂。短暂性脑缺血发作的内科药物治疗方法如下。

（1）对持续性或阵发性心房颤动的短暂性脑缺血发作患者，建议长期口服华法林抗凝治疗。对于抗凝药物有禁忌的患者，推荐其使用阿司匹林（75～150毫克/日）。如果阿司匹林不能耐受者，应用氯吡格雷（75毫克/日）。

（2）非心源性栓塞性短暂性脑缺血发作，不推荐使用口服抗凝药物。建议其进行长期的抗血小板治疗。常用的药物为阿司匹林（75～150毫克/日）或氯吡格雷（75毫克/日）。

（3）血流动力学性短暂性脑缺血发作，除抗血小板凝聚、降脂治疗外，应停用降压药物及血管扩张药，必要时给以扩容治疗。如果已在有条件的医院，可以考虑血管内或外科治疗。

20. 家人出现脑出血该咋办

首先保持冷静，让患者平卧，避免因震动加重病情。为了使患者呼吸顺畅，可将其一侧肩部垫高，同时头偏向一侧，以防呕吐物吸入气管，迅速松解患者衣领和腰带，保持呼吸道通畅；防止活动困难侧肢体受压；天冷时要注意保暖，天热时要注意降温；如果有头部在跌倒过程中出血应该紧急包扎止血。在患者送往医院的途中，车辆应尽量平稳行驶，减少对头部的震动。并随时注意病情变化，尤其是要注意患者对言语的反应、肢体的活动等。

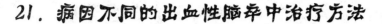

21. 病因不同的出血性脑卒中治疗方法

对于出血性脑卒中患者，临床医师应迅速查明出血原因，采用不同的治疗手段。

（1）高血压性脑出血：积极控制血压，应及时应用适当的降压药物控制过高的血压，避免血肿进一步增大，但不宜降得过快和过低，以免造成脑组织血流灌注不足，加重脑损伤。

（2）血液病、凝血障碍、过度抗凝：如为白血病或再障等血小板功能障碍患者，给予血小板输入。血友病，给予补充缺乏的凝血因子。肝素抗凝过度，给予维生素 K 或鱼精蛋白等纠正。

（3）动脉瘤或血管畸形：可选用血管介入进行栓塞治疗。

22. 脑出血有什么治疗新途径

据暨南大学附属第一医院王海东介绍：过去对脑出血的抢救，出血量超30毫升做开颅手术，在 30 毫升内用药物保守治疗。然而两种方法各有弊端，如再次出血、心肾衰竭，恢复时间长等。现在采用锁孔开颅脑内镜下手术治疗脑出血，能取得明显疗效。目前出血量超 20 毫升就可进行内镜治疗（但动脉瘤出血不宜）。

用内镜锁孔手术清除脑内血肿只需打开直径为 2 ～ 3 厘米的"骨窗"，用脑造通器暴露病灶，出血量不超过 100 毫升，手术约 2 小时可做完，术后患者马上能醒过来，减少了并发症，住院时间缩短到 1 周，也可节省许多治疗费用。

脑出血应早发现早治疗，出现症状后勿超过 24 小时手术，6 小时内手术效果最好。

复旦大学医学神经生物学国家重点实验室，脑科学研究院赵冰樵教授研究团队，首次发现一种在特定细胞内合成并提取的物质"重组 ADAMTS13"可以有效减少溶栓治疗脑中风时引起的脑出血，该成果有望为脑中风患者接受更安全有效的治疗带来新契机。相关论文在线发表于 2013 年第一期国际神经科学领域权威期刊《神经学年报》上。

23. 什么是脑卒中的三级预防

（1）脑卒中的一级预防：是对尚未发生脑卒中的患者积极去除病因，以便达到最大限度地减少发病机会为目标。首先要积极的治疗高血压病，高血压病是终身性疾病，因而需要终身治疗，成年人的血压以控制在收缩压在 120～130 毫米汞柱，舒张压在 80～85 毫米汞柱为理想。患有高血压的人应当学会自己测血压，配合医生选择降压药，适当运动，掌握合理的饮食并控制好情绪使心态平稳。其次患有糖尿病的人要积极治疗，应当学会自己测血糖，掌握饮食定量，掌握降糖药的使用，进行合理运动。应掌握预防治疗冠心病的知识，坚决戒除吸烟及大量饮酒。通过以上的努力达到不发生或少发生脑血管病的目的。

（2）脑卒中的二级预防：是指已经发生短暂脑血管缺血和小卒中的病人所进行的预防措施。也就是说应及时处理短暂脑缺血发作、及时控制血压，有针对性的而不是盲目的使用减少血小板凝聚的药物，及时检测脑血管病危险因素，并消除之。同时积极地查找脑血管病的诱因，如果有心脏病、心脏血栓则应进行抗凝治疗，以免心脏栓子突然脱落造成脑栓塞，如果脑外大血管如颈动脉等部位有明显动脉硬化斑块，应行相应的治疗以免斑块脱落造成脑栓塞。总之要彻底治疗短暂脑血管病发作，像对待急性脑卒中一样治疗，应尽一切努力不让它发展成脑卒中。如果发现有小卒中或腔隙性脑梗死，要立即查明原因，制定防治计划，力争使其不发展为大卒中。

（3）脑卒中的三级预防：是指一旦发生了脑血管病，应积极地预防病死、病残及复发。也就是说应以最快的速度把病人送到医院，时间就是生命，因为卒中后 6 小时以内开始治疗致残率最低。早 1 分钟的治疗对病人来说都是非常重要的。为了最大限度地减少病死、病残和复发，从急性期开始就要全面治疗和监护，这虽然是亡羊补牢的工作，但对每个病人和家庭都十分需要。

24. 缺血性脑卒中如何分类

美国心脏学会及脑卒中学会于 2006 年提出了一个新的缺血性脑卒中预防指南，值得参考。此指南把危险因素按可否改动及是否确切证明分为 3 类。

（1）不可改动的因素：老年人多发，55 岁以后每增加 10 年，脑卒中的危险性就增加 1 倍。男性较女性多，男性卒中的发病率与年龄关系较女性强，但 35 ～ 44 岁及 85 岁以后，女性的发病率较高。女性育龄期口服避孕药及妊娠会增加危险性。我国脑卒中发病率较欧美高。此外，出生时体重 < 2.5 千克较 > 4 千克者在成年后脑卒中的危险性大 1 倍以上，但原因未明。

（2）可改动且确切证明的因素

①高血压。高血压及动脉粥样硬化是首位危险因素。故一般应 6 个月查一次血压，发现增高者应积极治疗，切勿掉以轻心。

②吸烟。吸烟者缺血性卒中的危险性为不吸烟者的 1 倍，而出血性卒中则为 2 ～ 4 倍。妇女口服避孕药同时再吸烟者更危险，被动吸烟者对卒中的危险性接近于吸烟者，而且吸二手烟吸多吸少差别不大，而是吸与不吸的问题，戒烟后危险性立即降低到接近不吸烟者。故应十分重视戒烟。

③糖尿病。糖尿病患者易发卒中。糖尿病患者降血压达标可降低危险性 20%，再加他汀类药物调脂可再降 24%。降血压最好用血管紧张素转化酶抑制药或者血管紧张素受体阻滞药。总之要降血压、降血脂。

④心脏病。有各种心脏病者要注意。有房颤者卒中危险性增加 3 ～ 4 倍。用阿司匹林可减少 20%，用华法林减少 60%。有冠心病者应该用调脂药，可减少危险性。用 B 超筛查无症状的颈动脉狭窄，如有应该用阿司匹林；高度狭窄者应做预防性动脉内膜切除术，但此手术有一定风险。经过心脏瓣膜置换者应该用抗凝疗法，抗血小板治疗或华法林有益。

⑤其他。如保持体力运动，饮食应低饱和脂肪，多吃蔬菜、水果、豆类、鱼肉及谷类粮食。每日钠盐应 < 2.3 克，钾 > 4.7 克。其钠盐要求远远低于我国饮食习惯，值得重视。从减少脑卒中危险来说，妇女更年期不用激素替代疗法。

（3）可改动但待证明的因素：有代谢综合征应该处理其各个成分（高血压、高血脂、高血糖及腹部肥胖等）。应限饮酒量，男性每日不超过 30 毫升酒精，女性减半。睡眠性呼吸暂停是个危险因素，肥胖而有此症者请专家诊治。吸毒与卒中有关，理所当然要戒毒。此外，与偏头痛、高同型半胱氨酸血症、脂蛋白升高、炎症、感染等也有关，也应积极治疗。

25. 脑卒中患者日常生活应该注意些什么

（1）保持良好的生活习惯，定时作息，保证充足睡眠，坚持适当运动与体育锻炼，选择自己感兴趣且力所能及的活动，如散步、跳舞、太极拳等，避免过度劳累。

（2）合理安排膳食，控制脂肪摄入，选择清淡、含粗纤维多的食物，保持大便通畅，控制好体重。

（3）注意保持愉快的心情，稳定的情绪，避免过于激动和紧张焦虑。

（4）坚持康复锻炼，脑卒中患者的肢体功能锻炼是一个需要长时间坚持锻炼的过程，应尽可能在日常生活中进行动作训练，如握球、纺织毛线、拣豆子、拨算珠、写字、户外运动等，有助于促进患者肢体功能和生活自理能力恢复，还可以进行一些语言功能训练，比如指导患者持之以恒地做舌运动，学习发音，使用图片、卡片等多种方法，加强患者语言功能的训练，促进语言恢复。

（5）定期监测血压，注意复查血糖、血脂，积极治疗原发疾病，坚持正确服药以防脑卒中再发。

（6）注意及早发现脑卒中先兆，如果出现手指麻木无力、短暂失明或短暂说话困难、眩晕、步态不稳等现象，应立即到医院检查，以便及早处理。

26. 预防脑卒中要用好叶酸

在最近召开的"北京国际心血管病论坛"上，专家们研讨伴有高同型半胱氨酸血症高血压的危害与治疗进展，并提醒大家预防脑卒中要用好叶酸。如各种谷物、绿叶蔬菜、坚果、香蕉、橘子均含有丰富的叶酸，成年人每天需要补充1毫克。

27. 巧用血压计防脑卒中

据《健康报》报道北京宣武医院介绍：家用的水银血压计也能防治脑卒中。使用水银血压计防治脑卒中的原理叫做远程缺血预适应。

患者取平卧或半坐位，双上肢与心脏处于同一水平面，将水银血压计袖带缠绕于一则上臂中上段，气囊加压至180～220毫米汞柱，维持5分钟，随后释放气囊压力休息5分钟为一轮。每次连续重复5轮，共50分钟，每天做2次。建议上午、下午各1次，双侧上肢交替进行，6个月为一个疗程。

该疗法可控制或减少脑缺血事件的发生，如头晕、肢体麻木、偏瘫等。发送缺血区脑组织的血流量，使血流满足代谢的需要，有助于改善症状。有"三高"及心脑血管病家族史、有高危因素的中年以上人群、不愿意或不能耐受手术治疗及烟雾病、青年卒中或其他不明原因的脑血管狭窄或闭塞的患者，均适合此种治疗。

28. 高血压与肥胖症有关系吗

不管儿童和成年人，体重和血压高低都有一定的关系。美国一项调查结果显示：如果超体重和短暂性血压增高同时存在，则引发持续高血压的机会，是正常体重者的无短暂血压增高的12倍。另一项研究表明，肥胖者发展成高血压的危险性是正常者的8倍。其发病机制一般可与摄食过多的钠盐有关。醛固酮所致钠离子潴留也是肥胖性高血压发病机制之一。肥胖者血管阻力及心排血量增加，同样会引发高血压发生。肥胖者的遗传因素、环境因素、细胞代谢、电解质代谢异常，以及交感神经活性增高，肾上腺皮质激素及碳水化合物代谢障碍等，有些内分泌失调同样会导致血压上升。临床还发现，高血压能随着体重下降而下降，但正常人减重却没有降低血压的作用。

29. 高血压的三级预防是什么

（1）高血压病一级预防：一级预防就是病因预防，是预防医学中最重要的一个环节，通过一级预防措施，可以不患高血压病。

树立健康的生活方式，积极治疗高血脂、糖尿病、肥胖症。改掉不良习惯，合理膳食，即以谷物类粮食中摄取膳食总热能的60%～75%，从中获取多糖、淀粉和粗纤维；多吃蔬菜、水果，每天应吃400～500克，它可供给维生素、植物纤维和无机盐；多吃鱼，少吃禽、肉、蛋等动物性食物，每天奶类100～150克、豆类及豆制品100～150克；每天烹调植物油不超过25毫升；适当进食粗粮，戒烟限酒，适量运动。在进食少量高脂肪、高胆固醇食物条件下，还要心态平和，避免肥胖。这就是预防高血压病发生的主要措施，也就是一级预防。

（2）高血压病二级预防：已发生高血压病者，防止其发展和靶器官损害，这就要早期发现、早期治疗，称为高血压病二级防治。

采取定期检查身体，特别是有高血压家族史的人，近期体重增加或超重、肥胖、工作压力大、精神紧张者，特别要注意定期测量血压。因为高血压病早期大部分人无明显不舒服，因此不知道有高血压，只有检查后才能发现。如1991年的普查显示，高血压知晓率城市为36.3%，农村只有13.7%；治病率城市为17.4%，农村为5.4%；控制率（< 140/90毫米汞柱）仅为2.9%（城市4.2%，农村0.4%）。因此，应早期发现，早期治疗。

（3）高血压病三级预防：经二级防治后，如果效果不理想，这就要在二级低脂、低胆固醇膳食基础上进行药物治疗，也就是高血压病的三级预防。要认识到这是经过半年时间的二级防治失败，高血压病有了发展；高血压病是一种终身病，必须要长期使用药物治疗，方能使血压控制在正常范围内，预防并发症的发生。努力控制高血压病对心、脑、肾的损害，减少并发症，减少致残率，提高患者的生存质量，减少病死率。

30. 如何对肥胖的高血压患者进行早期干预

对肥胖患者的高血压治疗，从限食和运动疗法相配合的减重开始，如果减重有效而未获降压效果及不能减重者，要尽早进行药物治疗。早期非药物干预的主要措施包括如下几方面。

（1）减肥、控制体重：超重和肥胖是高血压的独立危险因素，减肥、控制体重有利于降低血压和减少降压药的剂量。其有效措施：一是节制饮食，减少每天的热量摄入，因肥胖者往往进食热量过高、过多的碳水化合物而引起交感神经兴奋；二是增加运动，消耗体内过多的脂肪，一般可采用慢跑、散步、游泳、体操等方法，减轻体重有利于降低血浆去甲肾上腺素及肾上腺素水平，这对于伴有高血压的肥胖患者尤为重要。

（2）低纳饮食：对于高血压患者应采用中度限盐饮食，即每日摄入食盐为1.5～3.0克。低盐饮食对钠敏感性高血压患者疗效好，可提高降压效果，减少降压药剂量，但对钠抵抗的高血压患者效果较差。

（3）限制饮酒：每日少量饮酒对血压影响不大，但每日饮酒量超过 40 克乙醇（酒精）者，高血压患病率大大提高。据统计，重度饮酒者脑卒中死亡人数比不经常饮酒者多 3 倍。由此可见，限制饮酒、提倡不饮酒和少饮酒，对高血压病的防治有所裨益。

（4）体力运动：经常坚持体力运动可预防和控制高血压。多数研究指出，耐力性运动或有氧运动有中度降压作用，如快走、跑步、骑自行车、游泳、滑雪等。而无氧运动如举重、角斗等，降血压效果不明显。

31. 常用的抗高血压药有哪几类

抗高血压药物主要有以下 5 类，即：钙拮抗药、血管紧张素转化酶抑制药（ACEI）、血管紧张素受体拮抗药（ARB）、利尿药（噻嗪类）、β 受体阻滞药（β B）。以上 5 类降压药及固定低剂量复方制剂均可作为高血压初始或维持治疗的选择药物。此外还有 α 受体阻滞药和其他降压药。

32. 什么是高脂血症

国内多数学者认为血浆总胆固醇浓度大于 5.17 毫摩 / 升（即 > 5.17mmol/L）可定为高胆固醇血症，血清三酰甘油浓度大于 2.3 毫摩 / 升（即 > 2.3mmol/L）为高三酰甘油血症。各地由于所测人群不同及所采用的测试方法的差异等因素，所制定的高脂血症诊断标准均不一致。我国 1997 年发表的"血脂异常防治建议"标准如下。

（1）血清胆固醇（TC）

5.20 毫摩 / 升（200 毫克 / 分升）以下为合适范围。

5.23 ～ 5.69 毫摩 / 升（201 ～ 219 毫克 / 分升）为边缘升高。

5.72 毫摩 / 升（220 毫克 / 分升）以上为升高。

（2）血清低密度脂蛋白胆固醇（LDL-C）

3.12 毫摩 / 升（120 毫克 / 分升）以下为合适范围。

3.15 ～ 3.61 毫摩 / 升（121 ～ 139 毫克 / 分升）为边缘升高。

3.64 毫摩 / 升（140 毫克 / 分升）以上为升高。

（3）血清高密度脂蛋白胆固醇（HDL-C）

1.04 毫摩 / 升（40 毫克 / 分升）以上为合适范围。

0.91 毫摩 / 升（35 毫克 / 分升）以下为减低。

（4）血清三酰甘油（TG）

1.70 毫摩（150 毫克 / 分升）以下为合适范围。

1.70 毫摩 / 升（150 毫克 / 分升）以上为升高。

33. 高脂血症与肥胖有何关系

所谓肥胖是指人体脂肪过量，一般说标准体重千克数是人身高厘米数减去 105，超过标准体重的 20% 时即为肥胖。例如，身高 170 厘米的人，标准体重为 65 千克（170 − 105=65），其体重实际为 78 千克即为肥胖。这里需要说明的是有些长期锻炼而肌肉发达的人，虽超过标准体重，但其体重增加部分主要是蛋白质，所以不是肥胖，只能叫超重，这种超重是身体健康的标志，与心脑血管病无关。

高脂血症又称高脂蛋白血症。血脂包括胆固醇、三酰甘油、磷脂、糖脂。而低密度脂蛋白胆固醇、极低密度脂蛋白胆固醇的脂肪容易沉积在血管壁上造成动脉粥样硬化，引发脑血管疾病。三酰甘油会分解成游离脂肪酸和甘油，除供给人体能量外，过多的游离脂肪酸会产生脂毒性，如加重胰岛素抵抗、氧应激、脂质过氧化等，而且部分三酰甘油在酯酶的作用下分解成低密度脂蛋白胆固醇对血管造成损害。而高密度脂蛋白胆固醇能帮助清除血管壁中的脂肪斑块，对人体有益。肥胖者，特别是腹部肥胖者都存在高胆固醇、高三酰甘油，低密度脂蛋白胆固醇、极低密度脂蛋白胆固醇明显升高，而高密度脂蛋白胆固醇降低，即好的胆固醇少了，坏的胆固醇却多了，这样就容易造成心脑血管疾病，如冠心病、脑动脉狭窄引发卒中。肥胖者引起血脂不正常的原因可能为：①摄入食物能量过多。②体内脂肪存储过多。③高胰岛素血症加重血脂异常。④血脂清理能力下降。有证据表明，通过合理控制饮食，加强体力活动等方式减肥能改善高脂血症。

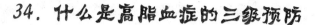

34. 什么是高脂血症的三级预防

（1）一级预防：高脂血症高危人群要定期检查血脂水平，这些人包括中老年人尤其是 45 ～ 69 岁的男性和 50 ～ 69 岁的女性，有家族史人群，高血压、糖尿病、肥胖者，长期精神紧张、情绪波动大、生活不规律、吸烟、酗酒者，肝、肾功能不好者，脑力劳动者，绝经期妇女，血脂处于正常高值者。

（2）二级预防：针对已经有高脂血症的患者，要积极接受饮食、运动及药物治疗，使血脂水平降至正常。

（3）三级预防：针对有高脂血症并发症的患者，如合并有冠心病、脑动脉硬化等动脉粥样硬化、胰腺炎等，应在治疗高脂血症的同时积极治疗并发症，及时控制病情，防治并发症恶化。

35. 合并高脂血症的肥胖者应注意什么

肥胖患者常常并发脂代谢异常，常见为高脂血症，高脂血症也是引起肥胖者发生心脑血管并发症的重要因素。因此，在进行饮食治疗时，必须注意以下几点。

（1）控制体重：肥胖的人特别容易伴发高脂血症，所以肥胖的高脂血症患者应当减轻体重，维持体重在标准体重范围内，控制体重的方法主要是控制总热能的摄入，适当的体力活动。

（2）减少胆固醇的摄入：如果发生高脂血症，特别容易发生动脉硬化症。为了预防高脂血症，尽量少吃富含胆固醇和饱和脂肪酸食品，首先是每天膳食中脂肪的需要量问题，饮食中脂肪所供能量应占总能量的 25% ～ 30%，按每千克体重计算应低于 1 克。其次是脂肪的选择问题，原则上应限制饱和脂肪酸的摄入，富含饱和脂肪酸的食物有肥肉、牛油、羊油、猪油、奶油等动物性脂肪，应当尽量少用或不用。植物油如豆油、花生油、芝麻油、菜子油等含多不饱和脂肪酸（椰子油例外）可适当多用一些，但不是多多益善。另外，像花生、核桃、松子仁、榛子等干果，脂肪含量不低，应少食。

胆固醇与心血管疾病关系密切，一般主张每日摄入量应低于 300 毫克，对于已经患有高胆固醇血症的病人来说，每天胆固醇的摄入量最好控制在 200 毫克以下，高胆固醇血症的肥胖患者应当尽量少用或不用含胆固醇的食物。

（3）尽量增加膳食纤维的摄入量：膳食纤维能抑制餐后血糖、胆固醇的升高，每日饮食中最好要有富含膳食纤维的食品，每日膳食纤维的摄入量25～30克为最佳。

（4）选择合理的烹调方法：以减少不必要脂肪的摄入，如经常用蒸、煮、炖、拌、卤等用油较少的烹调方法，而少用煎、炸等方法。

36. 合并高脂血症的患者如何用药物治疗

经过合理的饮食及运动治疗一个多月后，血脂水平未达到正常或理想的范围，应使用降血脂药物治疗。降低胆固醇为主的药物有胆酸螯合剂和他汀类，降低三酰甘油为主的药物有贝特类和烟酸类。糖尿病患者降脂药的选择主要取决于脂类异常的类型，对中重度的单纯高低密度脂蛋白胆固醇血症，三酰甘油和高密度脂蛋白胆固醇正常的患者，首选药物是他汀类。对于严重的高胆固醇血症，如同时伴有家族性高胆固醇血症的患者，可选择他汀类和胆酸螯合剂合用。对于三酰甘油低于4.5毫摩/升的混合型脂类异常患者，可考虑使用他汀类或贝特类，最好是先分别使用这两类药物，从中选出作用较好的一种。对单一药物治疗失败的高危患者，可在严密监测安全性的情况下联合应用他汀类和贝特类。对于中度单纯高三酰甘油血症伴低高密度脂蛋白胆固醇患者，首选药物是贝特类。严重高三酰甘油血症患者也可使用贝特类，但必须严密监测血糖控制情况。对有肾病的患者，应慎用贝特类药物，因为该类药物由肾脏代谢，他汀类药物由于主要从胆汁排泄，在伴有肾病的患者中使用较为安全。

37. 骨质疏松症与肥胖有关系吗

骨质疏松症是一种以骨量下降和骨的微细结构破坏为特征，骨的脆性增加为主要表现的系统性骨病。这是一种多因素所致的慢性疾病，女性多于男性，常见于绝经后妇女和老年人。

目前对于骨质疏松与肥胖的关系学术界尚有争论。一部分研究认为，瘦型妇女较胖型妇女容易出现骨质疏松症并易骨折，这是因为女性脂肪组织中的雄激素可以转换为雌激素，女性骨质疏松的原因之一就是雌激素缺乏。也有研究显示，腹部脂肪或对骨骼健康有害，或增加女性患骨质疏松症风险。但是肥胖可以引起其他健康问题，间接地对骨骼系统产生影响，因此适当控制体重对整个躯体的健康还是会有益处的。

38. 为什么减肥不当要当心骨质疏松

减肥永远是年轻人最热门的话题，轻盈窈窕的身材，哪个女孩不梦寐以求呢？然而是不是越瘦越好，越瘦越健康呢？其实不然，减肥一定要有度，体重过轻会对骨骼健康产生不利影响。

虽然骨质疏松好发于绝经后妇女和老年男性，但是它的发病与我们年轻时的峰值骨量密切相关。一般大约到 30 岁时我们的骨量达到峰值。年轻女性过度减肥，将导致峰值骨量较正常体重都要降低。在国外进行的数个大型流行病学研究发现：无论男女，低体重均与骨质疏松的发病率和骨折风险相关。

儿童时期和成年后长期的中等程度的锻炼能保持骨的强度以避免骨质疏松。因此健康饮食，蛋白质、碳水化合物和脂肪这三大营养元素合理分配，适量的吃，不要过度偏食某一种成分，同时配合合理运动，使热量的消耗大于摄入，才能长久地保持健康体重，而且对骨骼的健康亦十分有益。

39. 骨质疏松如何治疗

（1）良好地控制体重，体重正常或接近正常可使钙、磷、镁、锌、氮等呈正平衡，有利于这些物质在骨骼中沉积。

（2）多运动、多晒太阳，营养成分合理，多样化。

（3）补充维生素 D，维生素 D1000 单位 / 日，或阿尔法 D_3 1 微克 / 日，或罗钙全 0.5 微克 / 日。

（4）补充钙制剂，每天钙元素 500 ～ 1000 毫克，分次餐后服。

（5）在医生指导下应用雌激素、降钙素、二磷酸盐。

40. 哪些食品有利于防治骨质疏松

含钙高且易吸收的食物如：牛奶是含钙量高（300 毫克 /225 毫升）且易吸

收的食品，是补钙最好的食物。进食适量蛋白质，以瘦肉为主，黄豆、黑豆及豆制品等含钙也较多。虾皮、海带、紫菜、芝麻酱等含钙也较丰富。绿叶蔬菜是我国膳食中钙的主要来源。吃各种维生素含量丰富的食物，或补充多种维生素，如维生素 B_6，维生素 B_{12}，维生素 K 等，对防治骨质疏松也有帮助。

41. 防治骨质疏松要多运动

有资料显示，我国老年人群骨质疏松的发病率很高。而进行适当运动，能改善胰岛素抵抗，还能减少骨量的丢失，增加肌肉的力量，从而防止骨质疏松症。

老年患者在运动时，应采用循序渐进，由小到大，由少到多的原则。在项目的选择上，开始可进行强度小、节奏慢的散步、太极拳等，以后可增加打球、跑步、骑车等运动量较大一点的活动，但运动量一定要有度，一般以活动后微微出汗，次日不感到疲劳为度。每周运动 3 ～ 5 次，每次不低于 20 ～ 30 分钟，但不宜超过 1 小时。此外，夏天相比其他时节，更易出汗和疲劳。所以，活动时间和运动量也应有所调整，而且要多补水。对于骨质疏松症者，即使伴有剧烈的疼痛需要短暂卧床，也应在床上尽可能进行四肢和腹背肌的主动或被动运动。疼痛缓解后，应早日下床参加锻炼，以防废用性肌萎缩和骨质疏松进一步加剧。

42. 防治老年骨质疏松应注意什么

老年骨质疏松症是全身骨量减少、骨的微观结构退化、骨强度下降、骨易碎性增加的全身骨骼疾病，护理应做到"五宜五不宜"。

（1）宜早不宜迟：现代医学认为，骨量的丢失年龄段女性为 35 岁，男性为 40 岁，骨质疏松的防治也特别强调年龄段，宜越早越好。70 岁以上的老年人，"五脏皆衰，筋骨懈惰"，此时要想通过治疗来延缓骨量的丢失，就难上加难了。因此，中年以后应每年检查一次骨密度，以了解自己的骨峰值，防患于未然。

（2）宜动不宜静：长期循序渐进的运动，不仅可减缓骨量的丢失，还可明显提高骨盐含量。运动还能促进骨细胞的活性。有报道说，60 岁以上的老年人每天坚持长跑，可使骨龄年轻 20 年。

（3）宜补肾不宜伐肾：实验证明，补肾方药能抑制破骨细胞的骨吸收活动，同时还能增生成骨细胞，促进骨形成。补肾方药在一定程度上还能稳定和提高人的性激素水平。所以，人至中年，应根据体质的阴阳偏颇，常服补肾之品。若肾阳虚，则"形不足者，温之以气"，服用金匮肾气丸、右归丸等；如肾阴虚，则"精不足者，补之以味"。服用六味地黄丸、大补丸等。

（4）宜健脾不宜损脾：在骨组织的代谢过程中需要适量的钙、磷及维生素D。某些胃肠道疾病引起消化吸收不良时，则影响钙及维生素D的吸收，造成骨质疏松症。还有老年人肠黏膜对钙的吸收功能减低，也属脾虚之列。临床应用健脾调脾法治疗胃肠道病症和改善老年人的消化吸收功能，行之有效。

（5）宜养血活血不宜破血耗血：老年骨质疏松症突出的症状是腰背疼痛，或伴四肢放射痛、带状痛、肢体麻木、无力，或伴肌肉疼痛、下肢腓肠肌痉挛等。通则不痛，血滞必用通法，但宜养血活血以通之，可用当归、川芎、白芍、怀牛膝、鸡血藤等。

43. 肥胖者容易得哪些骨科疾病

（1）骨关节炎：肥胖者的体重必然会给全身骨关节系统带来沉重负担，尤其是双下肢的负重关节，关节软骨每单位体积承受的压力比正常体重者增加许多，它们在重力作用下磨损程度加重，导致骨与关节内部结构发生退行性变，从而引起膝、髋关节等部位的疼痛、活动障碍。对于那些很早就发生肥胖的患者来说，他们往往从年轻的时候就有骨关节系统疾病症状。

（2）腰腿痛：是肥胖者常见的另一症状。肥胖者腹部的重量增加，身体的重心前移，从而引起腰椎发生代偿性向前弯曲，椎间盘受力不均；超重引起脊柱负荷增加，椎间盘萎缩变薄、弹性减退，脊柱周围的小关节软骨变性、增生、硬化，产生椎间盘突出、椎管狭窄等。以上情况皆可诱发脊柱源性的腰腿痛。

（3）肥胖相关的代谢性疾病引起的骨科疾病：肥胖患者摄入过多高蛋白、高嘌呤成分的食物，可以引起痛风性骨关节病；肥胖常与2型糖尿病相伴，糖尿病引起的神经和血管病变也常常诱发多种骨科疾病，如糖尿病足、糖尿病性关节炎及损伤等。

44. 为什么肥胖者易出现骨关节炎

骨关节炎是最常见的关节疾病，其发病常常和年龄密切相关。目前，该病是 75 岁以上老年人病残和疼痛的主要原因。而且，随着老年肥胖人口比例的持续增加，骨关节炎的疾病亦可能更加广泛。

肥胖不仅明显地增加负重关节所承受的负荷，也可引起姿势、步态及整个运动系统活动的改变。肥胖者膝部骨关节炎发生率高，大多数肥胖患者呈现膝内翻畸形，这样负荷就集中到膝关节中间部分的软骨上，所以肥胖患者的膝关节容易发生退行性改变。肥胖患者经常主诉膝关节疼痛，关节活动时加重，休息时缓解，局部可见骨赘所致骨肥大并有压痛。关节腔内可有少量积液，屈膝时可发出声音。晚期出现关节运动受限和股四头肌萎缩，中间间隔病变引起膝内翻，侧间隔退行性变则导致膝外翻。

45. 肥胖与骨关节炎有关系吗

肥胖者躯体重量大，加重了脊柱、骨盆及下肢可承受的重量，加之循环功能衰退，对末梢循环供应不足，关节容易产生各种退行性病变。同时因氧和营养物质供应不足，机体的抗病力下降，容易引起关节和四肢疾病，肥胖者膝关节病发生率高，大多数行走姿势改变，呈现膝内翻畸形，使膝关节中间部分承重集中，更易促进膝关节的退行性变，并影响半月板的缓冲装置及关节周围的肌腱、韧带等。本病起病缓慢，早期表现为关节酸痛，行走运动不灵敏，久坐后症状加重，略微活动后有所好转，但活动多了又感不适，随着关节周围骨赘的出现，软组织受损，疼痛加重，久之出现关节畸形，行走、活动受限，体重进一步增加，如此形成恶性循环。因此，肥胖者关节病变的预防应从减肥入手。体重减轻，关节承受的压力减小，症状亦会逐步减轻，运动就日渐自如了。

46. 肥胖为什么会增加骨折的风险

肥胖人群的骨折风险明显增高。研究人员将 227 名体重超重青少年与 128 名体重正常的同龄人（平均年龄为 12 岁）进行了对比，结果显示，体重超重者中有 13% 的人至少发生过一次骨折，而正常体重者的这一比例还不到 4%。

肥胖增加骨折风险的主要原因如下：首先，体内脂肪含量高能够增加骨质疏松发生率。研究表明，同一体重级别中体脂超标者的骨密度明显低于不超标者，易发生骨折；其次，肥胖使人身体臃肿、动作不灵活，对各种刺激反应迟钝，避免意外伤害的能力比其他人弱，易发生骨折及严重的肢体损伤；再次，肥胖者由于"块头"较大，一旦摔倒，身体所受的冲击力比正常体重者猛烈，容易造成关节及附近部位骨折；最后，对于肥胖儿童来说，由于其骨密度增加落后于身高和体重的发育，造成其骨骼过于脆弱，无法承受身体重力，增加了骨折几率，而且肥胖程度越重，骨折风险越高。

47. 如何对肥胖的骨关节炎患者进行早期干预

最主要的干预方案仍是减重。除了饮食控制以外，资料证明，参加运动的90岁老人也能像年轻人一样容易增加力量和肌肉体积。鼓励患者在可忍耐的情况下继续以前的身体运动也是至关重要的。同时也是预防肥胖的重要方法。经常运动可减少疾病、依赖和疼痛。运动对膝关节和髋关节骨关节炎患者的疼痛和功能都有良好的改善作用。制定个人运动计划应包括如何锻炼股四头肌或其他特定肌肉群的详细说明，许多患者从水疗中受益；的确，在温暖的游泳池（30℃～34℃）锻炼是对常规理疗极好的辅助或替代方法。步行、高尔夫球、太极拳和瑜伽都是值得推荐的温和运动。

此外，为患者和护理者提供情感支持是非常重要的。由非专业人员每月进行电话联系，以改善骨关节炎患者的自我护理，经1年随访，发现有助于关节疼痛和身体功能的改善。

48. 什么是脂肪肝

脂肪肝是肝内大量三酰甘油沉积所致。故脂肪肝与高脂血症密切相关。我国脂肪肝发病率多达5%～10%。肝脏是脂肪代谢的主要器官，正常时脂肪只占肝脏的4%～7%，当脂肪含量占肝脏10%时为轻度脂肪肝；达到10%～25%时为中度脂肪肝，超过25%时为重度脂肪肝。肝脏长期被脂肪细胞浸润时，会引起肝脏脂肪变性、坏死、炎性反应细胞浸润和纤维化，导致肝硬化。

（1）哪些人易患脂肪肝：五种人最易患脂肪肝嗜酒者、肥胖者、2型糖尿病、高脂血症患者、久坐不爱运动的中青年人。

（2）哪些脂肪肝易变成肝硬化：单纯性脂肪肝病人的肝功能正常者，及时采取综合性治疗措施，可以治愈。但若不及时干预，15%-～20%的单纯性脂肪肝会在未来的5～10年内发展为脂肪性肝炎，30%～40%的脂肪性肝炎将从肝纤维化进展为肝硬化，最终导致肝衰竭或肝癌。下列四种类型的脂肪肝病人较易发展成肝纤维化直至肝硬化，应充分重视。即肝功能反复异常者、不明原因的脾肿大、合并病毒性肝炎、儿童。

49. 为什么肥胖的人易患非酒精性脂肪肝

超过60%的肥胖者有大泡性脂肪变，大部分非酒精性脂肪肝患者有肥胖，多数患者无症状，只有在出现肝酶异常时才发现脂肪肝，脂肪肝可以存在30年以上而不发展为严重的肝病。体检除肥胖以外，肝脏可能有轻度肿大。21%～63%的患者有无症状性肝酶升高。

有研究表明，脂肪肝在儿童期即可出现，儿童期肥胖程度与脂肪肝患病率之间有直接关系。通过超声检测，儿童腹部皮下脂肪厚度＞30毫米者，脂肪肝患病率可达44.4%。因此脂肪肝可作为肥胖的进展期表现。尽管肥胖引起的脂肪肝表现出为良性病程，但有1/3的患者可出现肝细胞坏死性炎症细胞浸润及肝纤维化，这种情况也被称为非酒精性脂肪性肝炎。此类患者多为中年女性，同时伴有其他慢性病，如高血压和关节炎等。病理改变与酒精性脂肪肝相似。

肥胖引起脂肪肝主要是由于脂肪组织增加，游离脂肪酸释放增加所致。肥胖患者同时常合并有糖尿病，脂肪肝甚至先于糖耐量异常而出现，除胰岛素因素外，肥胖者还存在脂肪摄入增多，外周脂肪组织动员增加，肝脏合成三酰甘油（甘油三酯）增加而极低密度脂蛋白的合成相对不足，导致脂肪从肝脏排出障碍，结合肝内脂肪分解代谢降低等因素，促使肝内游离脂肪酸增加，其他如高血脂和体重骤降引起外周组织脂肪动员增加，也可导致游离脂肪酸升高。目前发现，游离脂肪酸有很高的细胞毒性，可损害细胞膜、线粒体和溶酶体膜等，引起肝细胞超微结构的破坏，而且能明显加强细胞因子的毒性作用，导致肝实质细胞脂肪变性、坏死、炎症细胞浸润和纤维化等改变。

肥胖者大多有不同程度的血脂紊乱、血压过高和糖耐量降低，这些又都是动脉粥样硬化的危险因素。在北京的一项调查中发现，肥胖者的心脑血管病发病率明显升高，如冠心病肥胖者发病率是体瘦者的 5 倍。肥胖症状往往在冠心病症状出现前 7～8 年发生，尤其在短期内明显发胖者动脉粥样硬化可急剧进展更易患冠心病。脂肪堆积在皮下的同时，也易于沉积在动脉壁上，以腹部脂肪堆积为主的"向心性肥胖"又称"男性肥胖"的危害最大。英国有句谚语："腰带长，寿命短"，这是有几分道理的。以臀部及四肢脂肪堆积为主的"女性肥胖"似乎与心脑血管病的关系不大。

肥胖即体内多余的脂肪组织存储状态，是由于长期营养超标，体能消耗不足造成的。其中以腹部脂肪存储过多危害最大，可能与内脏脂肪组织脂解速率快，脂肪转换率高有关，并且内脏脂肪酶分解产物游离脂肪酸和甘油直接由门静脉进入肝脏，然后流入体循环。说明伴有脂肪肝的肥胖有别于一般性的肥胖。

50. 肥胖者如何防治非酒精性脂肪肝

（1）祛除病因：肥胖者脂肪肝应戒酒，并给予足够的蛋白质饮食，能有效减少肝内脂肪的堆积；妊娠期脂肪肝应尽早诊断，及时终止妊娠；蛋白质热量不足性营养不良患者要充分补充营养物质，尤其是蛋白质的补充；对全胃肠道外营养的患者，如有可能应尽量缩短时间，或使非蛋白饮食所提供的热量减少到 1/3，也可缩短每日的输入时间，有学者建议每日输入时间应在 8～12 小时；肥胖和糖尿病者则应减肥，减肥要有计划，主要通过运动和饮食调整来完成，切忌体重突然减轻；尽量不要长期大量使用皮质激素。

（2）调整饮食：饮食的合理化是脂肪肝治疗很重要的一部分。饮食应以高蛋白为主，加适量脂肪和碳水化合物，如摄入不含脂肪的食物，脂肪酸可从碳水化合物及氨基酸等物质合成。碳水化合物摄入过多可增加胰岛素的分泌，促使糖转化为脂肪。肥胖引起的脂肪肝患者更应从节制饮食开始。热量供给的多少主要取决于原有体力活动的水平，要避免严重的负氮平衡。

（3）加强锻炼：运动量适当增加对脂肪肝的治疗和饮食调整有同样的重要性。2 小时内行走 12 千米才能真正起到减肥的目的。也可以使用健身器等辅助器材，减少全身脂肪的堆积。5个月内将体重减到标准体重，可以使脂肪肝消失。

51. 脂肪肝的药物治疗

目前对脂肪肝还没有特效药物，但一些可改善血糖、降低血脂和保护及稳定肝细胞膜的药物也用于脂肪肝的治疗。如二甲双胍、胰岛素增敏剂等具有减重和降低胰岛素抵抗的降血糖药物。

（1）非诺贝特：可降低血中的三酰甘油和胆固醇，从而减少血脂在肝内堆积，使脂肪肝得到缓解。常用剂量为每次0.2克，每日3次，口服。

（2）胆碱类药物：肝细胞内脂滴的存在会改变细胞膜的超微结构，受到损害的细胞就不能得到磷脂合成所需的充足能量。而磷脂又是细胞膜和亚细胞膜的基本组成成分，在细胞再生中发挥重要作用。胆碱是磷酸胆碱的前体物质，在脂蛋白合成中有重要作用，可以使脂蛋白增加，促进三酰甘油的排出。常用氯化胆碱每次1克，每日3次，口服；或静脉注射复方胆碱，每次2毫升，每日1～2次。

（3）还原型谷胱甘肽：商品名泰特（TAD）。在慢性肝脂肪变中，由于肝内谷胱甘肽的减少，导致了肝脏的解毒功能下降。静脉补充还原型谷胱甘肽能明显改善患者的肝功能指标，如转氨酶。

（4）二十碳五烯酸（EPA）：多用于抗凝剂和血小板聚集抑制剂。实验研究表明，二十碳五烯酸明显减轻肝脂肪变的程度，可能是其可抑制肝内三酰甘油合成和增加肝血流量。该药仍处于实验研究阶段。

（5）保肝药：保肝抗炎药物是非酒精性脂肪肝药物干预的组成部分之一。当脂肪肝患者基础治疗6个月仍无效，或所采用的基础治疗有可能诱发肝胆系统并发症，以及存在肝功能异常或肝活检显示存在炎症坏死纤维化时，医生会为患者选用保肝抗炎药物。一般选择1～2种保肝抗炎药物，疗程半年至一年。常用的药物有必需磷脂、熊去氧胆酸、维生素E、双环醇、水飞蓟类等。益肝灵对肝细胞膜有稳定作用，有利于肝细胞恢复正常，可长期服用。目前还有一些新药如肝得健等也用于脂肪肝的治疗。

总之，非酒精性脂肪肝是一种复杂的疾病，仅仅单纯依靠改变生活方式或是针对某一机制的药物往往难以治愈。目前认为，在改变生活方式的同时，患者应采用综合性药物干预措施。应在医生指导下使用针对代谢紊乱的药物和保肝抗炎药物，同时定期到医院随访。

（6）单味中药：①山楂，每次10克，日2次，饭后服。②取上好大黄研末装入胶囊，每次2粒，日2次，饭后服，若见稀便多时停用或减量。③枸杞子10～15克冲水代茶饮。④制何首乌，10～15克煎汤服，日1～2次。⑤决明子，10克泡水代茶饮，尤以夏季为宜。⑥绞股蓝多苷可以降低血脂，对脂肪肝的恢复有一定的帮助。⑦葛花在我国常作为解酒药，有研究表明，葛花提取液能抑制乙醇（酒精）等导致的肝内三酰甘油的升高，有望成为治疗酒精性脂肪肝的有效药物；荷丹片、甜菜碱也有类似作用。

52. 糖尿病与肥胖有何关系

一般人有这样的感觉，体胖的人容易罹患糖尿病，糖尿病是一种"富贵"病，是"吃"出来的病。应该说，这话有一定的道理，肥胖与糖尿病的关系确实密切。大规模人群的流行病学调查发现，肥胖与糖尿病（尤其是2型糖尿病）常合并存在。肥胖的人常伴有胰岛素抵抗、高胰岛素血症和糖耐量减低。肥胖作为一个独立的病因是否能直接导致糖尿病，目前没有十分确切的依据。但可以肯定的是，肥胖至少是糖尿病的诱发和加重因素，是糖尿病的前奏曲。对肥胖型糖尿病进行减肥治疗是重要的治疗方法，特别是在发病早期，有效减肥可以获得显著乃至根治的效果。

尽管肥胖的人多同时有胰岛素抵抗，但并不是说有肥胖必然会发展为糖尿病，肥胖仅是2型糖尿病发生的一个重要危险因素。反过来说，2型糖尿病病人并不一定伴有肥胖，而是他们中的大多数（约80%）常伴有肥胖体型或以前有肥胖的病史。肥胖也是糖尿病常见的伴发病或伴有疾病，两者往往同时存在，互相关联。但两者又不是绝对的因果关系，而分别是一种独立的疾病。

53. 为什么肥胖者易患糖尿病

肥胖者合并糖尿病的比例高于一般体型正常的人，一般认为，肥胖程度越高，罹患糖尿病的可能性也就越大。国外研究发现，中度肥胖者糖尿病患病率为正常体重者的 4 倍，高度肥胖者则为正常体重者的 21 倍。这是为什么呢？它与肥胖者存在糖代谢异常不无关系，肥胖患者糖代谢异常的发生原因主要有以下几方面。

（1）高胰岛素血症：肥胖的人血中胰岛素水平高于常人。其升高程度与肥胖度是平行的，但可随着体重的减轻而得到降低。引起肥胖者体内高胰岛素血症的原因有二：一是肥胖的人胰岛素分泌亢进；二是肥胖者肝脏内胰岛素清除率降低，这都是经过研究而被证实的。

（2）胰岛素抵抗：肥胖者肝脏和肌肉等胰岛素靶组织对胰岛素的作用产生了抵抗性，使正常浓度的胰岛素不能达到有效地促使血糖的利用、转化及降低血糖的效果，而需胰岛分泌更多的胰岛素来代偿。然而，高胰岛素血症又可加剧组织对胰岛素抵抗，由此形成恶性循环。靶组织胰岛素抵抗发生有以下几个原因：①胰岛素受体数目减少。②胰岛素亲和力下降。③第二信使异常。④葡萄糖转运蛋白异常。⑤游离脂肪酸的"毒性"作用。

54. 减肥是治疗糖尿病的重要环节吗

减肥是肥胖型糖尿病患者的一个主要治疗措施。从本质上讲，这种病人的减肥虽与无糖尿病的肥胖病人减肥没有根本的区别，但临床实践经验表明，减肥有助于肥胖型糖尿病的治疗，可改善病人的糖耐量，使血糖更容易稳定控制。其原因：①由于体重减轻，引起病人体内能量代谢总量减少，对胰岛素的需要量也会随之减少。②减肥后，靶组织上胰岛素受体数目有所增加，结合胰岛素的能力也随之加强，从而有助于改善肥胖者原有的胰岛素抵抗状态。③通过减肥降低了能量摄取而使胰岛素受体对胰岛素的亲和性得到恢复。

55. 糖尿病的综合治疗包括哪些

糖尿病患者要想达到长期稳定控制血糖，减少并发症发生，提高生活质量的目标，并不是光靠找医生开药吃、按时吃药就行了，而是需要多方面配合，即现代提倡的综合治疗。国际糖尿病联盟提出的综合治疗法，包括以下五个方

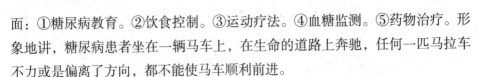

面：①糖尿病教育。②饮食控制。③运动疗法。④血糖监测。⑤药物治疗。形象地讲，糖尿病患者坐在一辆马车上，在生命的道路上奔驰，任何一匹马拉车不力或是偏离了方向，都不能使马车顺利前进。

（1）糖尿病教育：随着经济的发展，人民生活方式和饮食结构的改变，糖尿病的发病率越来越高，而广大糖尿病患者对的糖尿病的知识相当贫乏，存在许多认识上的"误区"。这往往会降低病人对医生医嘱的依从性，直接影响治疗效果，导致糖尿病患者神经、肾脏、眼病等并发症的发病率居高不下。因此，在各国专家的呼吁下，世界卫生组织把每年的 11 月 14 日定为"世界糖尿病日"，就是想通过普及糖尿病知识，使病人能够早诊断早治疗，树立正确的治疗观念。同时，使医护人员有强烈的科学防治和管理病人的意识，使社会各界支持糖尿病防治事业。通过对病人和家属的教育，使每个病人家庭能自我保健，自我护理。

（2）饮食控制：糖尿病饮食疗法是一切治疗的基础，不论糖尿病的类型，病情轻重，有无并发症，是否用药物治疗，都应严格和长期控制饮食，按照专科医生设计的饮食方法定时定量摄入营养全面均衡的食物，并控制总热量，使胖的病人减重，使瘦的病人增重至标准体重。

（3）运动疗法：运动可以改善周围组织对胰岛素的敏感性，降低血糖，降低血脂，减肥，防治并发症，并改善体力和精神状态。

（4）血糖监测：高血糖是引起糖尿病症状和导致糖尿病并发症的主要原因之一，控制高血糖是治疗糖尿病的关键所在。为了了解糖尿病是否得到良好的控制，必须经常监测血糖或糖化血红蛋白，以便及时调整治疗方案。

（5）药物治疗：在正确分型的基础上，根据病情选择药物和剂量，不论选用哪种口服降糖药，还是选择胰岛素，均必须因人而异，长期坚持用药。有效控制糖尿病，必须治疗达标。

56. 什么是痛风

痛风是由于人体内一种叫嘌呤的物质长期紊乱使体内尿酸合成增多，或排泄障碍，导致血中尿酸含量超过正常。久而久之，尿酸在组织内沉积，引起反复发作的痛风性急性关节炎、痛风性慢性关节炎，甚至骨质破坏、关节畸形、功能障碍。部分病人肾脏尿酸盐沉积，引起尿酸性肾结石或尿酸结晶性肾损害，严重时发生肾衰竭致尿毒症。"痛风"一词起源于拉丁文的词汇"滴"。古代人认为痛风是由恶性液体滴入了衰弱的关节引起的，这种认识当然是不正确的。

57. 肥胖的人为什么容易患痛风

痛风素有"王者疾病"和"疾病之王"的称号，历史上有许多帝王将相都患过痛风。公元前500年希腊医学家希波克拉底就提出痛风与摄食过多有关。摄食过多及消耗减少，可引起体内脂肪蓄积，体重增加而导致肥胖。

临床观察发现，肥胖是痛风常见伴发病之一。brochner报道，78%的痛风患者超重。1grahame观察355例原发性痛风患者约半数患肥胖症。

新近调查证实，血尿酸值与体重指数（BMI）呈正比关系。有的痛风患者经限制热量、体重减轻疗法后，常可减少痛风急性发作次数，血中尿酸也会下降。高脂血症在痛风患者中也十分突出，约3/4的患者伴有三酰甘油（甘油三酯）血症，其中有的与嗜酒有关，已发现嗜酒的痛风患者较不饮酒的肥胖患者三酰甘油为高。但另一些则与乙醇（酒精）无关。流行病学调查资料显示，血三酰甘油与血尿酸升高呈正相关。虽然部分痛风患者有高胆固醇血症，但研究并未表明其与血尿酸值有任何关系。此外，痛风与肥胖症常伴的糖尿病、高血压等也关系密切。

总之，痛风常伴肥胖、高三酰甘油血症、糖尿病、高血压，故有人将肥胖、痛风、糖尿病定为三联症或再加上高血压、冠心病定为五联症。

58. 痛风与肥胖的关系

肥胖（即体重超过正常标准体重的20%）均为摄食过多，运动不够，过多的热量不能及时消耗导致体内脂肪堆积所致，痛风合并肥胖占51%。肥胖或超重者易有糖、脂肪和蛋白代谢异常，因而易患痛风、糖尿病、脂代谢紊乱、高血压等。肥胖引起高尿酸血症可能与体内酮体生成过多有关，肥胖者摄入过多可加速嘌呤代谢，也会使血尿酸升高。肥胖既是痛风的危险因素，又是痛风发展的促进因素。痛风合并肥胖者要减肥，首先通过控制饮食（但每天绝不能低于 1 000 卡），加强运动锻炼达到减肥目的。当然减肥不能操之过急，因脂肪等组织若分解过快可产生酮体，以及乳酸生成过多，反而抑制尿酸排泄，诱发痛风发作。一般认为，减肥 15 ～ 30 日减轻 2 千克体重较为适宜。如果痛风急性发作应予止痛，痛风间歇期则可选用别嘌呤醇或丙磺舒等。通过控制饮食及运动控制体重仍不理想者，可选用奥利司他 120 毫克，每日 3 次；或利莫那班 20 毫克，每日 1 次。对于病态性肥胖者可通过缩胃术达到减肥效果。

59. 痛风的三级预防是什么

痛风是一种异质性疾病，多基因缺陷与环境因素是导致其发病的两个主要因素。前者与遗传有关。确切机制未明，但后者是可调整的，加之有效的抗痛风药物的应用使痛风病人的生活质量得到改善。其三级预防措施如下。

（1）一级预防：是针对易发痛风的危险因素进行预防，预防对象是痛风患者的直系亲属，体力活动少、嗜酒、营养过剩和肥胖者，以及高尿酸血症患者。

痛风的发生，除与遗传、年龄等因素有关外，还与环境因素密切相关，如饮食习惯、营养状况、工作及生活条件、体力活动、职业等。前者属于不能改变的因素，后者可加以调整，即通过改变环境因素来减少痛风的发生。主要是养成健康的饮食习惯，保持体液的酸碱平衡，减少体内尿酸的生成，多吃素少吃荤，始终保持体液的弱碱性，多饮水。

不可暴饮暴食，避免营养过剩及肥胖，保持理想体重。戒除吸烟、酗酒等不良嗜好。注意劳逸结合，长期从事脑力劳动者，每日应参加一定的体力活动，使脑力活动和体力活动交替进行，并持之以恒。生活要有规律，培养乐观主义精神，经常参加文娱及体育活动。

体格检查对预防痛风非常重要，尤其是 40 岁以上者或肥胖者，应每 1 ～ 2 年做一次体格检查。包括血尿酸测定，以早期发现高尿酸血症，防止发展成痛风。

（2）二级预防：是指对已发生痛风的患者做到早期诊断，并及时进行全面、系统的治疗，以防止病情加重及发生并发症。

对早期确诊的痛风患者应禁食海鲜、肉类，尤其是动物内脏等高嘌呤食物。不喝酒，摄入充足的水分，多饮水可以增加尿酸的溶解及排泄。

对红肿、疼痛较重的患者，应使用镇痛抗炎类药物，如秋水仙碱或非甾体类药物，防止其病情加重及发生并发症。待主要症状控制后，应进行适当的体育锻炼。治疗期间，配合饮食控制、多饮水和碱化尿液等措施，可有效地预防痛风性肾结石和皮下痛风石的形成。

（3）三级预防：主要是预防痛风并发症的发生和发展，以提高痛风患者的生活质量。痛风性肾病是痛风常见的一种并发症，也是痛风最常见的死亡原因。控制血尿酸是预防痛风性肾病的前提。需选择有效的降尿酸药物，使血尿酸维持在正常水平。降尿酸的药物分两大类，一类是促进尿酸排泄的药物，如苯溴马隆，其主要作用是抑制肾小管对尿酸的重吸收，增加肾小管对尿酸的排泄，服药期间应大量饮水，碱化尿液。另一类是抑制尿酸生成的药物，如别嘌呤醇。由于该药有引起发热、胃肠不适、白细胞及血小板减少、肝功能损害、中毒性表皮坏死等副作用，因此，服药期间须定期检查肝功能、血常规，如发生异常应立即停药。

高血压会引起或者加重肾脏损害，而痛风患者多伴有血压增高，故需严格控制高血压。可选择的降压药有血管紧张素转化酶抑制药，如卡托普利、依那普利、培哚普利等；血管紧张素Ⅱ受体阻滞药，如氯沙坦、缬沙坦、伊贝沙坦等。血管紧张素转化酶抑制药对肾脏有保护作用，能降低肾小球囊内压，减少尿蛋白，防止肾小球基底膜增厚，同时可降低血压。若有尿路感染，应做到及早治疗。

痛风性肾病患者应坚持低盐饮食，以降低高血压，减轻水肿，如已有肾功能损害，应将蛋白质摄入量控制在每日 0.5 ～ 0.8 克 / 千克体重。同时选用高生物效价的优质蛋白质，如鸡蛋、牛奶等。

60. 如何对肥胖的痛风患者进行非药物干预

最主要的是饮食控制。长期严格控制食物并不可取，但适当限制饮食对各期痛风均有裨益。具体措施有：

（1）限制总热量为 100 ～ 200 千焦 / 千克，防止过胖。

（2）高碳水化合物占热量的 65% ～ 70%，中等量蛋白质 0.5 ～ 1.0 克 / 千克，低脂肪 40 ～ 50 克 / 日。

（3）避免高嘌呤食物如动物心、肝、肾、脑，沙丁鱼及酵母等。嘌呤量为 100 ～ 150 毫克／日以下。

（4）鼓励多饮水，多食碱性食物，如蔬菜、柑橘、西瓜、冬瓜及牛奶等，酌情服用碱性药物。

其次，对于超重的患者，我们仍需强调运动减重的重要性。

61. 治疗痛风药物分几类

治疗痛风及高尿酸血症的药物主要有三类：①镇痛类药有秋水仙碱、非甾体抗炎药（吲哚美辛等）、肾上腺皮质激素。此类药主要用于治疗痛风关节炎急性发作的红、肿、热、痛。②抑制尿酸合成药有别嘌呤醇。③促进肾脏排泄尿酸的药有丙磺舒、苯溴马隆、磺砒酮。

62. 代谢综合征有什么危害

肥胖、高血压、脂代谢紊乱、糖尿病、痛风、动脉粥样硬化等一系列疾病，逐渐出现集聚在一个人身上，称之为代谢综合征，此过程较为缓慢。

代谢综合征是一种常见的综合征，我国城市人口中每 6 ～ 7 个成年人中至少有 1 人患代谢综合征。虽然目前我们国家代谢综合征的发病率没有欧美国家高。但随着国民经济的发展、生活环境、饮食结构的改变，超重和肥胖的人越来越多。数年前新华网有报道：我国目前有 2 亿人超重，9 000 万人肥胖，其中城市中每 5 个孩子就有 1 人超重或肥胖。北京 6 ～ 17 岁青少年中，超重或肥胖者达到 40%。而肥胖尤其是中心性肥胖（腹部肥胖）是代谢综合征的根源（树根——肥胖、树干——胰岛素抵抗）发达了，就会陆续长出更多的树枝——高血压、糖尿病、脂代谢紊乱、痛风、骨质疏松、非酒精性脂肪肝、高黏血症、睡眠呼吸暂停综合征、妇女多囊卵巢综合征、癌症等形式各异的树枝。代谢综合征最终导致动脉粥样硬化。动脉粥样硬化发生在心脏导致冠心病、心律失常、心肌梗死；发生在脑部导致痴呆、中风；发生在肾脏导致肾动脉硬化、肾衰竭；发生在周围血管导致下肢动脉闭塞、眼底病变等高致残、高致死性疾病。同时，代谢综合征由于肥胖常有行动迟缓、体力下降，有的需长期药物治疗易产生自卑、自闭、抑郁等心理障碍。

随着超重和肥胖的流行，目前我国代谢综合征有加速发展的趋势，这是社会和卫生部门不容忽视的问题。有报道代谢综合征患者发生冠心病、心肌梗死和脑卒中的危险性是普通人的 3 倍，而且还能引起和加重肾脏疾病。国外一项针对 35 ～ 70 岁人群的调查表明，代谢综合征患者在未来 7 年中，每 8 个人就有 1 人死于本病。

63. 代谢综合征如何判断

2005 年 4 月 13 ～ 16 日，国际糖尿病联盟（IDF）在德国柏林召开的第一届国际糖尿病前期即代谢综合征大会颁布了代谢综合征的定义：以中心性肥胖为核心，合并血压、血糖、三酰甘油升高或高密度脂蛋白胆固醇降低。其中有关中心性肥胖采用腰围作为诊断指标。

这一标准强调中心性肥胖的重要性（以腰围作为判断），合并以下 4 项指标中任 2 项。

（1）血三酰甘油水平升高 > 1.7 毫摩 / 升（150 毫克 / 分升），或已接受相应治疗。

（2）高密度脂蛋白胆固醇（HDL-C）水平降低，男性 < 0.9 毫摩 / 升（40毫克 / 分升），女性 < 1.1 毫摩 / 升（50 毫克 / 分升），或已接受相应治疗。

（3）血压升高，收缩压 ≥ 130 毫米汞柱（1 毫米汞柱 = 0.133 千帕）或舒张压 ≥ 85 毫米汞柱，或已接受相应治疗或此前已诊断高血压。

（4）空腹血糖升高，空腹血糖 ≥ 5.6 毫摩 / 升（100 毫克 / 分升），或已接受相应治疗，或此前诊断 2 型糖尿病。

如果空腹血糖 ≥ 5.6 毫摩 / 升（100 毫克 / 分升），则强烈推荐口服葡萄糖耐量试验（OGTT），但是 OGTT 在诊断代谢综合征时并非必需。

2007 年中国成人血脂异常指南中建议对中华医学会糖尿病分会的代谢综合征诊断标准做如下修改。具备以下 3 项或 3 项以上。①腹部肥胖。腰围男 ≥ 90 厘米，女 ≥ 85 厘米。②血三酰甘油 ≥ 1.7 毫摩 / 升。③血高密度脂蛋白胆固醇 < 1.04 毫摩 / 升。④血压 ≥ 130 / 85 毫米汞柱。⑤空腹血糖 ≥ 6.1 毫摩 / 升或糖负荷后 2 小时血糖 > 7.8 毫摩 / 升或有糖尿病史。

中国学生营养及健康促进委员会颁布的《中国儿童少年营养及健康状况蓝

皮书》中，建议符合以下 5 项中任意 3 项，可诊断青少年代谢综合征。①三酰甘油 ≥ 1.1 毫摩 / 升。②高密度脂蛋白胆固醇，男孩 < 1.17 毫摩 / 升，女孩 < 1.3 毫摩 / 升。③空腹血糖 > 6.1 毫摩 / 升。④腰围大于同龄、同性别总体人群的 75%。⑤收缩压或舒张压大于同龄、同性别及同身高总体人群的 90%。

祝之明等最近提到了两类特殊类型的腹型肥胖，一种腰围正常，而内脏、脂肪面积超标，另一种为腰围超标，而内脏、脂肪面积正常，将前者称之为隐性内脏脂肪肥胖，多见于男性，后者可称之为假性内脏脂肪肥胖，以女性更常见，二者均有较高的代谢综合征罹患率。因此，祝氏建议对代谢综合征的诊断除关注腰围外，可进一步检测内脏脂肪是否超标，以明确腹型肥胖的类型及其与代谢综合征的关系。

64. 代谢综合征的非药物干预是什么

因代谢综合征的起源是超重和肥胖，所以核心问题是防止超重和肥胖，同时应根据各个相关情况采取减少胰岛素抵抗、控制血糖、改善脂代谢紊乱、控制血尿酸和高血压水平等。因此要采取下列综合措施才能有效防治代谢综合征。

（1）代谢综合征的健康教育：由于代谢综合征的发病率正在迅猛发展而人们的知晓率、治疗率和控制达标率仍偏低。这可能与代谢综合征作为一新的临床症候群，不仅仅病人，而且大部分医务人员和政府职能单位还在逐渐认知阶段。相对于糖尿病、肥胖、高血压、脂代谢紊乱、痛风等已有较成熟的诊治方案，而代谢综合征的诊治仍在探索当中。

尽管代谢综合征发病率高、危害大，但是可防可治的。关键是要做到早期普及教育、早预防、早治疗，就可大大降低其危害。如欧美等发达国家，代谢综合征的发病率明显高于我国，但因其健康教育的普及和提高，心血管病的死亡率已逐年下降。而我们国家近年来心血管病的死亡率却在不断上升，说明我国健康教育及防治措施尚有待改进和加强。

代谢综合征是由遗传和环境因素（高脂肪、高糖分、高嘌呤、高热量、高蛋白饮食、运动和活动减少、吸烟、嗜酒、熬夜、生活不规律等）密切相关。遗传因素目前我们尚不能改变，但环境因素中的不良习惯是可以改变的，我们应该充分认识到代谢综合征是不良生活习惯的疾病，要预防和控制代谢综合征首先要从改变不良的生活习惯入手，必要时辅以适当的药物治疗，并监测血糖、血脂、血压、体重等才能防止代谢综合征的发生和发展。

（2）饮食基本要求：控制摄入总量；低盐、低糖、适量低脂肪饮食；多吃蔬菜、水果、粗粮；注意补充水分。

（3）有助于改善代谢综合征的食物

①高纤维食物。国内外的多项研究证明，摄入全谷类食物能降低肥胖、冠心病、糖尿病、高血压、高脂血症和一些癌症的发病率。

高纤维类属于"低糖指数"食物，不仅能降低餐后血糖、改善胰岛素抵抗，还能影响血液中与胰岛素抵抗相关因素，预防和改善代谢综合征的慢性并发症。实验研究表明，用含黏胶纤维10克配餐，每日3次的量供给25位健康人，6周后观察到胰岛素敏感性、三酰甘油水平、凝血因子和血压等多项指标有显著的改善。但过量的膳食纤维会导致蛋白质吸收减少、微量元素的丢失和脂溶性维生素的缺乏。建议患代谢综合征的患者，每日膳食纤维不应超过30克。因此，每日保障400克左右的蔬菜和水果，并在主食中搭配适量的粗、杂粮，就足够人体每日所需的膳食纤维。

富含膳食纤维的食品很多。分类简介如下：粗、杂粮类：燕麦、大麦、小麦、玉米、荞麦、薏苡仁、糙米、红薯、马铃薯、绿豆、黑豆、红豆、蚕豆、花生、芝麻、黄豆，尤其是黄豆加工后的豆腐渣，膳食纤维含量高达50%，其中纤维素含量占20%，半纤维素含量占30%，因此豆腐渣是膳食纤维最理想的来源。干果类：核桃、榛子、芝麻、山楂、桂圆、杏仁等。水果类：大枣、橘子、山楂、柿子、石榴、甘蔗、莲子、杏、苹果、梨、葡萄、草莓、柚子、李子、桃、柠檬、猕猴桃、无花果等。蔬菜：韭菜、芹菜、空心菜、大白菜、卷心菜、菠菜、花菜、胡萝卜、洋葱、西红柿、扁豆、豌豆、长豆、笋、茭白、芦笋、白木耳、黑木耳、平菇、蘑菇、香菇、金针菇、草菇、茄子、大蒜、南瓜、海带、紫菜等。其他类：黄鳝、牡蛎、茶叶、红曲、醋。

②合理的脂肪摄入。膳食中脂肪的含量很重要，如希腊crete岛人，大量食用含不饱和脂肪酸的橄榄油、鱼类，每天脂肪含量大于总热量的40%，其冠心病发病率比日本还低（日本脂肪含量只占8%～10%）。含不饱和脂肪酸的油脂有花生油、橄榄油、菜油、葵花子油、棉子油、芝麻油、玉米油、大豆油、鱼油等。

脂肪提供人体的热量最多仅占总热量的 20% ～ 25%，在食用较低标准的脂肪量时，应尽量减少富含饱和脂肪酸类的食品，如各种肉类及其油脂、乳酪、乳脂、奶油、油酥、全脂牛奶、人造乳脂等。含不饱和脂肪酸的油脂能降低人体内的三酰甘油和胆固醇。

动物内脏（肝、肾）、鱼子、蛋黄、鱿鱼、墨鱼等含胆固醇较多，应尽量少吃，健康人尤其是中老年人胆固醇摄入量每日应少于 300 毫克。

③补充矿物质和维生素。硒、锌、铬、镁、铜、锰、硅、钒、钙、维生素 D、维生素 E、维生素 C、维生素 P、叶酸、烟酸、肌醇、泛酸。

（4）改变不良的生活习惯：①戒烟、限酒。②注意劳逸结合、心情开朗。③运动锻炼。能加强新陈代谢、改善内分泌和心肺功能，也有助于降低血压；能消耗脂肪，改善脂肪代谢，降低坏的胆固醇，升高好的胆固醇，从而防治动脉粥样硬化。能提高细胞对葡萄糖的利用和对胰岛素的敏感性，减少胰岛素抵抗，从而改善糖代谢，减低高血糖。能增加能量消耗，从而减轻体重，防止肥胖。能促进血液循环，尤其是微循环，减低血液黏稠度。缓解精神压力，松解紧张状况，保持良好的心态。在美国糖尿病协会（ADA），于 1999 年 56 届科学年会上，许多专家提出，锻炼是目前可供选择的医治代谢综合征的"最佳药物"，在预防 2 型糖尿病和心血管疾病方面具有显著的效果。坚持锻炼可以使个体发生 2 型糖尿病的危险性降低 25%，发生心脏病的危险降低 50%。

（5）中老年人提倡有氧运动，即不要过分剧烈的运动：据《现代养生》协会提供抗衰老运动处方，现摘录如下：①广播体操。在喜爱的音乐声中锻炼身体的柔软性。② 1200 米步行。可以培养耐久力和下肢肌力。每 3 天进行一次，要求在 12 分钟内走完 1200 米。对于关节炎、脑血管后遗症及收缩压高于 200 毫米汞柱的患者不必限制时间，随意走完 1200 米即可，但脉搏不要超过 100 次 / 分钟。也可以改为 500 米慢跑，或骑自行车 5 千米。③肌肉、关节的屈伸运动。通过肌肉、关节的屈伸，扭转，可防止肌肉萎缩，锻炼敏捷性和适应性。每周 2 ～ 3 次，每次 30 分钟。任何方式都可以，如扩胸、伸展、转体、前后弯腰运动等。④传球运动。篮球或排球一个，由 3 ～ 5 人传递，由慢渐快地传球，可以锻炼对外界事物的反应能力，要求每日 10 ～ 15 分钟。

这个运动处方是日本专家根据老年人的生理特点而精心设计的，几年来的实践证明，它不仅对老年人的生理，而且对心理、记忆力、思维能力、社会适应能力及神经系统的功能都很有益处。

65. 代谢综合征如何用药物干预

国际糖尿病联盟（IDF）提出：对生活方式干预效果不理想，以及存在心血管疾病高危状态的代谢综合征者，可能必需药物干预。由于代谢综合征的发病机制尚未明确，目前还不可能用一种综合性的治疗模式针对整个代谢综合征的病因治疗。当前只有围绕代谢综合征中各个组分（肥胖、血糖、血脂、血压、动脉粥样硬化、高尿酸血症）等进行治疗。

66. 代谢综合征的防治有什么进展

（1）维生素 D 缺乏：近年中国科学院上海生命科学营养科学研究所林旭、鲁玲等发现，我国中老年人群血液维生素 D 整体水平较低，维生素 D 充足的个体仅占 6.4%。代谢综合征患者的血液维生素 D 水平显著低于正常人群，维生素 D 水平最低组比最高组罹患代谢综合征的风险增加了 50%，同时维生素 D 水平的降低还与代谢综合征的各项指标及糖化血红蛋白升高显著相关。在超重，肥胖人群中维生素 D 水平与胰岛素抵抗呈负相关。提示了维生素 D 缺乏可能在超重肥胖人群的胰岛素抵抗及其相关代谢性异常中起着重要作用。该研究成果为我国人群代谢综合征的危险因素研究领域提供了新的线索或新的指标，也为代谢综合征的预防和治疗提供了新的线索。

（2）二甲双胍：其能减少肝糖原输出，增加胰岛素敏感性等机制达到降糖的效果。而且对血脂、体重、血压均有明显的治疗作用，是一种安全、有效且经济的药物。而且其在治疗糖尿病的药物中，是胰腺癌发病率最低的抗高血糖药物。

（3）黄豆：张家庆报道 42 名患代谢综合征的绝经后妇女准备了 3 种不同的配餐，即在标准的降压饮食的基础上，第一种加红肉；第二种加烘焙黄豆 30 克；第三种加黄豆蛋白 30 克。先让试验者一般饮食观察 3 周，然后选取其中一种配餐食用 8 周，再进行一般饮食 4 周，接着进入下个不同的配餐 8 周……这样可使每个人都有机会接受 3 种配餐。

经过一段时间发现，黄豆组所测的空腹血糖和血胰岛素降低最多，计算的胰岛素抵抗指数改善最明显，血低密度脂蛋白及载脂蛋白 B100 减少也最多。对三酰甘油、高密度脂蛋白、血压、体重及腰围改变都不明显，可能因为 8 周时间太短。此外，他们还测定了许多慢性炎症的标志物及内皮功能，也以黄豆组效果最好。

从以上结果可以看出，黄豆明显有益于代谢综合征的许多病理生理环节。需指出的是，虽然黄豆蛋白和整粒黄豆所含植物雌激素（异黄酮）相差不多，但效果逊于整粒黄豆中改善代谢综合征的不少有效成分，如多不饱和脂肪酸、单不饱和脂肪酸。因此，改善代谢综合征不必买昂贵的蛋白粉，吃些黄豆汤、五香黄豆效果更好。

附录

附表 1　食物中脂肪、脂肪酸与胆固醇及 P/S 值（100 克）

食物名称	脂　肪	饱和脂肪酸	单不饱和脂肪酸（克）	多不饱和脂肪酸（克）	P/S 值	胆固醇（毫克）
猪油	99.0	42.3	45.1	8.4	0.20	85
牛油	99.0	51.1	41.7	6.2	0.12	89
羊油	99.0	62.0	33.2	3.9	0.06	110
鸡油	99.0	25.6	45.3	25.7	1.00	107
鸭油	99.0	28.2	47.9	20.3	0.71	55
黄油	82.5	48.1	28.3	4.8	0.10	295
豆油	100.0	14.8	20.9	62.8	4.24	–
玉米油	100.0	15.2	36.5	48.3	3.18	–
花生油	100.0	19.9	42.5	37.6	1.89	–
芝麻油	100.0	12.5	40.9	46.6	3.73	–
棉子油	100.0	27.9	16.5	55.6	1.99	–
菜子油	100.0	4.5	74.0	21.5	4.78	–
米糠油	100.0	20.8	44.1	35.2	1.69	–
猪瘦肉	28.8	10.1	10.2	4.0	0.40	0.077
猪肥肉	90.8	37.9	45.2	7.9	0.21	0.107
猪肉	59.8	23.9	29.6	5.9	0.39	0.092

（续　表）

食物名称	脂　肪	饱和脂肪酸	单不饱和脂肪酸（克）	多不饱和脂肪酸（克）	P/S 值	胆固醇（毫克）
猪肉松	12.4	4.2	5.5	2.0	0.48	103
猪肉皮	22.7	7.3	12.4	2.8	0.38	132
猪舌	11.8	4.3	5.8	1.8	0.42	116
猪心	6.6	2.3	1.4	3.0	1.30	158
猪肝	4.0	1.8	1.0	0.6	0.33	368
猪肾	3.4	1.5	0.9	1.0	0.67	405
猪肚	2.7	1.5	1.0	0.2	0.13	159
猪肠	15.6	5.2	6.9	2.8	0.54	180
小肚	41.0	20.2	16.0	4.8	0.24	58
牛瘦肉	6.2	2.9	2.7	0.6	0.21	63
牛肥肉	34.5	16.0	15.3	3.1	0.19	194
羊瘦肉	13.6	5.8	5.9	1.7	0.29	65
兔肉	0.4	0.2	0.1	0.1	0.50	83
牛奶	4.2	2.5	1.4	0.3	0.12	13
全脂奶粉	30.6	18.9	9.9	1.5	0.08	104
脱脂奶粉	1.0	0.6	0.3	0.1	0.17	28
羊奶	4.1	2.6	1.2	0.3	0.12	34
鸡肉	1.2	0.3	0.5	0.4	1.33	117

（续　表）

食物名称	脂　肪	饱和脂肪酸	单不饱和脂肪酸（克）	多不饱和脂肪酸（克）	P/S 值	胆固醇（毫克）
鸭肉	6.0	1.5	2.8	1.4	0.93	80
鸡蛋黄	30.0	7.7	13.0	4.4	0.57	1705
大黄鱼	0.9	0.3	0.4	0.2	0.67	79
带鱼	3.8	1.4	1.7	0.6	0.43	97
鲳鱼	6.2	2.5	2.9	0.9	0.36	68
白鲢	6.1	2.0	2.9	1.2	0.60	103
胖头鱼	0.9	0.3	0.4	0.2	0.67	97
鲤鱼	1.3	0.3	0.8	0.3	1.00	83
鲫鱼	3.4	0.9	1.8	0.7	0.78	93
黄鳝	1.2	0.4	0.4	0.4	1.00	117
乌贼鱼	5.5	3.0	0.4	2.1	0.70	275
对虾	0.7	0.3	0.3	0.1	0.33	150

摘自《中国饮食治疗》

附表2　男性理想体重（千克）

年龄（岁）	身　高（厘米）										
	140	144	148	152	156	160	164	168	172	176	180
15	41	42	43	44	45	47	48	50	53	55	58
17	44	44	45	47	48	49	51	53	55	58	63
19	45	46	47	49	50	51	53	55	57	60	63
21	47	48	49	50	51	53	54	56	59	61	64
23	48	49	50	51	52	54	55	57	59	62	65
25	48	49	50	51	52	54	56	58	60	62	66
27	48	49	50	51	53	54	56	58	60	63	66
29	49	50	51	52	53	55	56	58	60	63	66
31	48	50	51	52	54	55	57	59	61	64	67
33	50	51	52	53	54	56	57	59	62	64	67
35	50	51	52	53	55	56	58	60	62	65	68
37	51	52	53	54	55	57	58	60	62	65	68
39	51	52	53	54	55	57	59	60	63	65	69
41	51	52	53	54	56	57	59	61	63	66	69
43	51	52	53	55	56	57	59	61	63	66	69
45	52	53	54	55	56	58	59	61	63	66	69
47	52	53	54	55	56	58	60	62	64	66	70
49	52	53	54	55	57	58	60	62	64	67	70
51	52	53	54	56	57	58	60	62	64	67	70
53	52	53	54	56	57	58	60	62	64	67	70
55	52	53	54	55	57	58	60	62	64	67	70
57	52	52	54	55	56	58	59	61	64	66	69
59	52	52	53	55	56	57	59	61	63	66	69
61	51	52	53	55	56	57	59	61	63	66	69
63	51	52	53	55	56	57	59	61	63	66	69
65	51	52	53	55	56	57	59	61	63	66	69
67	51	52	53	55	56	57	59	61	63	66	69

（续 表）

年 龄	身　高（厘米）										
（岁）	140	144	148	152	156	160	164	168	172	176	180
69	51	52	53	55	56	57	59	61	63	66	69
71	51	52	53	55	56	57	59	61	63	66	69
73	51	52	53	55	56	57	59	61	63	66	69
75	51	52	53	55	56	57	59	61	63	66	69

摘自《中国饮食治疗》

附表3 女性理想体重（千克）

年龄（岁）	身 高（厘米）										
	140	144	148	152	156	160	164	168	172	176	180
15	38	39	40	42	44	45	48	51	54	58	64
17	42	43	44	46	47	49	52	54	58	62	67
19	43	45	46	47	49	51	53	56	59	63	69
21	43	45	46	47	49	51	53	56	59	64	69
23	44	45	46	47	49	51	53	56	59	64	69
25	44	45	46	48	49	51	54	56	60	64	69
27	45	46	47	48	50	52	54	57	60	65	70
29	45	46	47	49	51	53	55	58	61	65	71
31	46	47	48	49	51	53	55	58	61	66	71
33	46	47	48	50	51	53	56	58	62	66	72
35	46	48	49	50	52	54	56	59	62	67	72
37	47	48	49	51	53	55	57	60	63	67	73
39	48	49	50	52	53	55	58	60	64	68	73
41	48	50	51	52	54	56	58	61	64	69	74
43	49	50	51	53	55	56	59	62	65	69	75
45	49	50	52	53	55	57	59	62	65	69	75
47	50	51	52	53	55	57	59	62	65	70	75
49	50	51	52	53	55	57	59	62	66	70	75
51	50	51	52	54	55	57	60	62	66	70	75
53	50	51	53	54	56	58	60	63	66	70	76
55	51	52	53	54	56	58	60	63	66	71	76
57	51	52	53	55	56	58	60	63	67	71	76
59	51	52	53	55	56	58	60	63	67	71	76
61	50	51	53	54	56	58	60	63	66	70	76
63	50	51	52	54	55	57	60	62	66	70	75
65	50	51	52	54	55	57	60	62	65	70	75

（续 表）

年龄 （岁）	身　高（厘米）										
	140	144	148	152	156	160	164	168	172	176	180
67	50	51	52	54	55	57	60	62	65	70	75
69	50	51	52	54	55	57	60	62	65	70	75
71	50	51	52	54	55	57	60	62	65	70	75
73	50	51	52	54	55	57	60	62	65	70	75
75	50	51	52	54	55	57	60	62	65	70	75

摘自《中国饮食治疗》

附表 4 不同活动 / 运动的能量消耗

活动项目 卡 / 千克·分钟	每千克体重每 1 分钟活动的能量消耗（千焦 / 千克·分钟）（1 卡 =4.18 焦）	体重 65 千克男子进行 30 分钟活动的能量消耗（卡 / 千克·分钟）	体重 55 千克女子进行 30 分钟活动的能量消耗（卡 / 千克·分钟）	按能量消耗估测运动中的心率（次 / 分钟）
静态： 睡眠、静卧 卧位看电视、 看书写字	0.075	35	30	< 80
坐位谈话、玩牌、吃饭、学习、编织、修鞋	0.105	49	41	< 80
立位绘画、电脑打字、组装收音机	0.142	66	56	< 80
家务活动： 盥洗，穿衣、办公室工作	0. 188	88	74	80 ～ 100
烹饪、扫地	0. 201	94	79	80 ～ 100
铺床、清扫房间	0.234	109	92	80 ～ 100
购物、擦地、擦玻璃、熨衣服	0.259	121	102	80 ～ 100
跟孩子玩、坐位	0.167	78	66	80 ～ 100
立位	0.251	119	99	80 ～ 100
走、跑	0.368	172	145	80 ～ 100
庭院活动： 盖土、播种、编篱笆	0.112 ～ 0.129	105 ～ 150	90 ～ 127	80 ～ 100
剪枝、挖沟、割草	0.469 ～ 0.540	219 ～ 252	186 ～ 213	120 ～ 140

（续　表）

活动项目 卡/千克·分钟	每千克体重每1分钟活动的能量消耗（千焦/千克·分钟）（1卡=4.18焦）	体重65千克男子进行30分钟活动的能量消耗（卡/千克·分钟）	体重55千克女子进行30分钟活动的能量消耗（卡/千克·分钟）	按能量消耗估测运动中的心率（次/分钟）
乘车	0.113	53	45	< 80
步行：				
缓慢	0.201	94	79	80～100
50～55米/分钟	0.218	101	86	80～100
110～120步/分钟	0.318	148	125	80～100
120米/分钟	0.406	189	160	100～120
上下楼	0.239	111	94	80～100
跳舞：				
中等强度	0.225	119	101	80～100
剧烈	0.347	162	137	100～120
有氧舞蹈（低碰撞？）	0.368	172	145	100～120
有氧舞蹈（高碰撞？）	0.481	224	190	100～120
跳绳	0.544	254	215	120～140
钓鱼	0.259	121	102	80～100
玩乐器：				
拉手风琴	0.126	59	50	< 80
吉他、笛子、大提琴	0.134	62	53	< 80
弹钢琴	0.167	78	66	80～100
吹喇叭	0.251	117	99	80～100

活动项目 卡/千克·分钟	每千克体重每1分钟活动的能量消耗（千焦/千克·分钟）（1卡=4.18焦）	体重65千克男子进行30分钟活动的能量消耗（卡/千克·分钟）	体重55千克女子进行30分钟活动的能量消耗（卡/千克·分钟）	按能量消耗估测运动中的心率（次/分钟）
打鼓	0.280	131	111	80～100
运动及武术：：				
体操	0.222～0.276	103～129	88～109	80～100
太极拳	0.326～0.544	152～254	129～215	80～120
太极剑、箭	0.360	168	142	100～120
少林拳	0.506	236	200	120～140
跑步（跑走结合，时间＜10分钟）	0.411	192	162	100～120
慢跑	0.481	224	190	100～120
越野（200米/分）	0.628	293	248	120～140
爬山	0.506	236	200	120～140
划船	0.251	117	99	80～100
高尔夫球	0.243	113	96	80～100
羽毛球	0.314～0.381	146～178	124～150	80～100
台球	0.176	82	69	80～100
乒乓球	0.285	133	112	80～100
棒球	0.289～0.347	135～162	114～137	80～100
排球	0.218～0.318	101～148	86～125	80～100
篮球	0.410～0.577	191～269	162～228	120～140
网球	0.456	213	180	100～120

（续　表）

活动项目 卡/千克·分钟	每千克体重每1分钟活动的能量消耗 （千焦/千克·分钟） （1卡=4.18焦）	体重65千克男子进行30分钟活动的能量消耗（卡/千克·分钟）	体重55千克女子进行30分钟活动的能量消耗（卡/千克·分钟）	按能量消耗估测运动中的心率（次/分钟）
足球	0.552	260	218	120～140
滑冰	0.352～0.481	164～224	139～190	100～120
滑旱冰	0.481	224	190	110～120
滑雪	0.661	308	261	140～160
骑自行车：				
（慢骑）	0.243～0.423	113～197	96～167	80～110
（快骑）	0.423～0.594	197～277	167～234	120～140
游泳：				
（10米/分）	0.209	98	83	80～100
（20米/分）	0.293	137	116	80～100
（30米/分）	0.711	332	278	140～160
体力劳动：				
驾驶拖拉机	0.155	72	61	＜80
挤奶：				
手工挤奶	0.226	105	89	80～100
机械化操作	0.096	45	38	＜80
用电锯	0.314	146	124	80～100
铲谷粒	0.356	166	140	80～100
铲雪	0.481	224	190	100～120

活动项目 卡/千克·分钟	每千克体重每1分钟活动的能量消耗（千焦/千克·分钟）（1卡=4.18焦）	体重65千克男子进行30分钟活动的能量消耗（卡/千克·分钟）	体重55千克女子进行30分钟活动的能量消耗（卡/千克·分钟）	按能量消耗估测运动中的心率（次/分钟）
刨树坑	0.381	178	150	100～120
炼钢	0.385～0.745	179～347	152～294	110～150
挖煤	0.452	211	178	100～120
耕地	0.607	283	239	120～140
伐木	1.243	579	490	180

摘自"中国肥胖问题工作组资料"